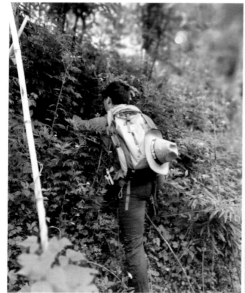
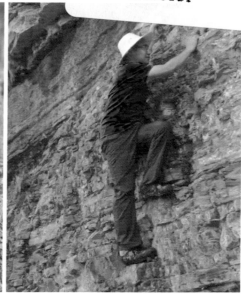

研究人员在户外开展资源调查及图谱采集

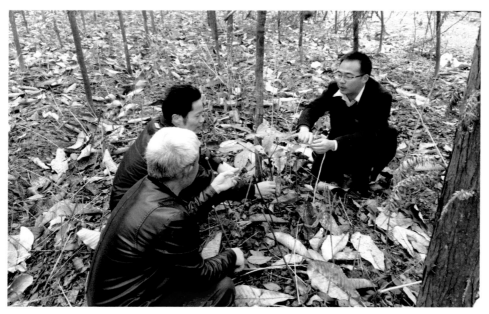

研究人员与土家族药匠确认药物

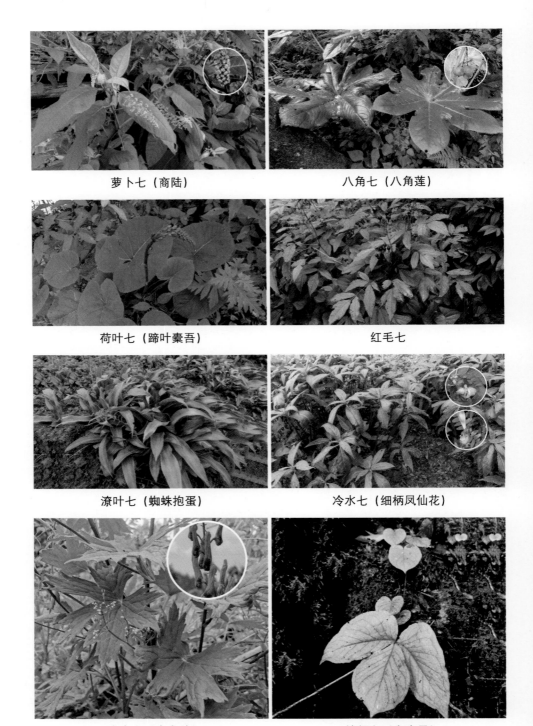

萝卜七（商陆）　　　　　　　　　　八角七（八角莲）

荷叶七（蹄叶橐吾）　　　　　　　　红毛七

潦叶七（蜘蛛抱蛋）　　　　　　　　冷水七（细柄凤仙花）

麻布七（高乌头）　　　　　　　　　螃蟹七（白南星）

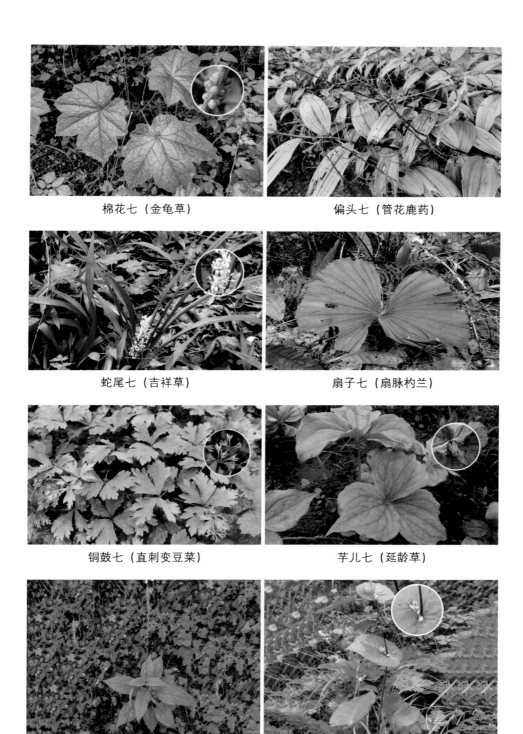

棉花七（金龟草）　　　　　　　　偏头七（管花鹿药）

蛇尾七（吉祥草）　　　　　　　　扇子七（扇脉杓兰）

铜鼓七（直刺变豆菜）　　　　　　芋儿七（延龄草）

野牛七（透骨草）　　　　　　　　算盘七（支柱蓼）

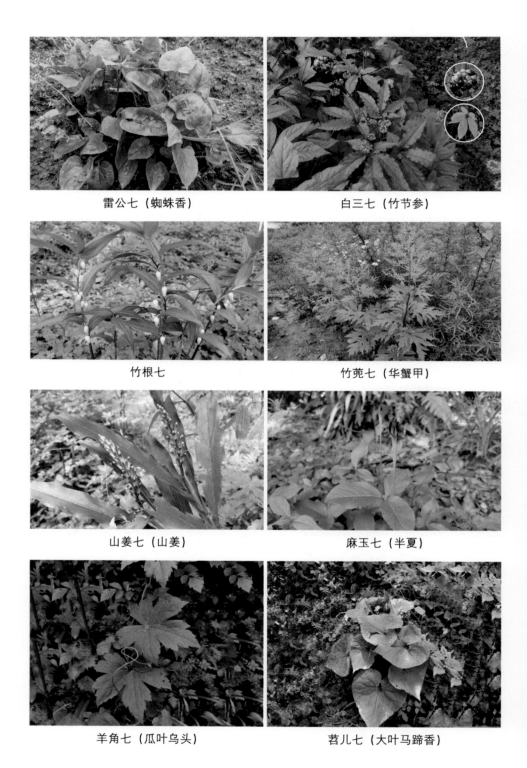

雷公七（蜘蛛香）　　　　　　白三七（竹节参）

竹根七　　　　　　　　　竹苑七（华蟹甲）

山姜七（山姜）　　　　　　麻玉七（半夏）

羊角七（瓜叶乌头）　　　　苕儿七（大叶马蹄香）

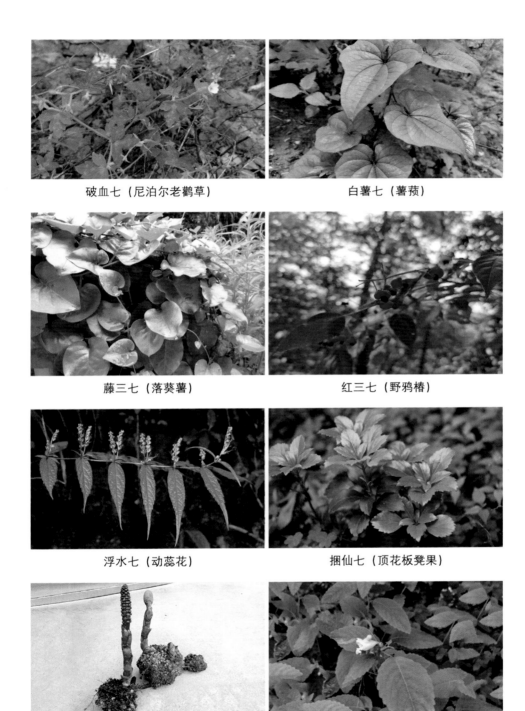

破血七（尼泊尔老鹳草）　　　　　　白薯七（薯蓣）

藤三七（落葵薯）　　　　　　　　　红三七（野鸦椿）

浮水七（动蕊花）　　　　　　　　　捆仙七（顶花板凳果）

笔包七（筒鞘蛇菰）　　　　　　　　霸王七（野凤仙花）

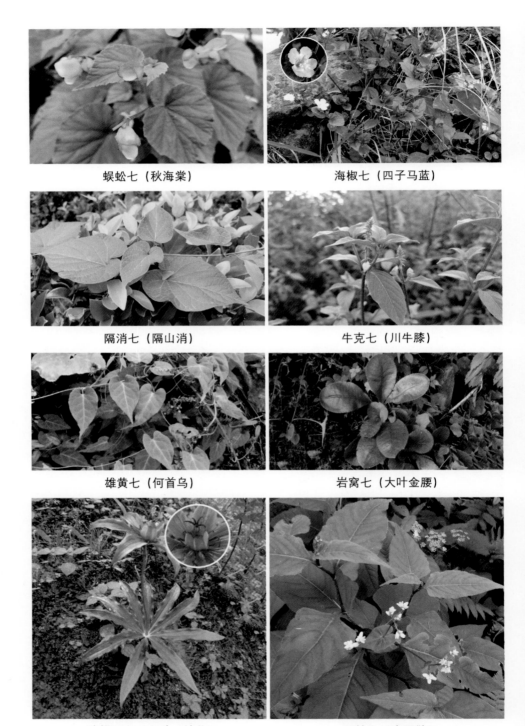

蜈蚣七（秋海棠）　　　　　　　　海椒七（四子马蓝）

隔消七（隔山消）　　　　　　　　牛克七（川牛膝）

雄黄七（何首乌）　　　　　　　　岩窝七（大叶金腰）

陀螺三七（七叶一枝花）　　　　　田枯七（赤胫散）

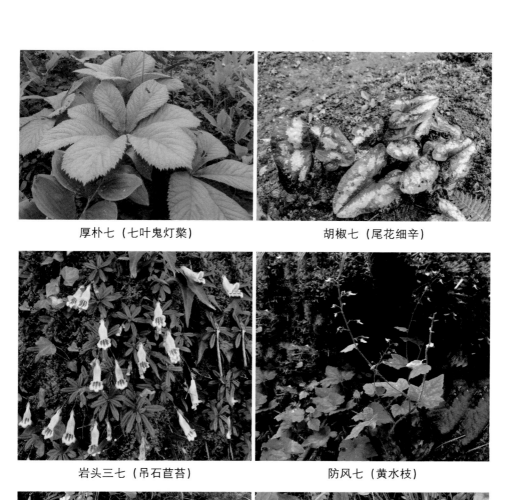

厚朴七（七叶鬼灯檠）　　　　　　　胡椒七（尾花细辛）

岩头三七（吊石苣苔）　　　　　　　防风七（黄水枝）

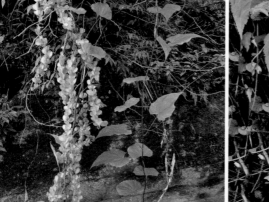

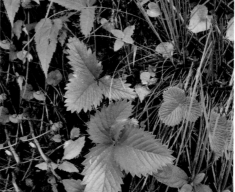

海龙七（穿龙薯蓣）　　　　　　　　蜂子七（三叶委陵菜）

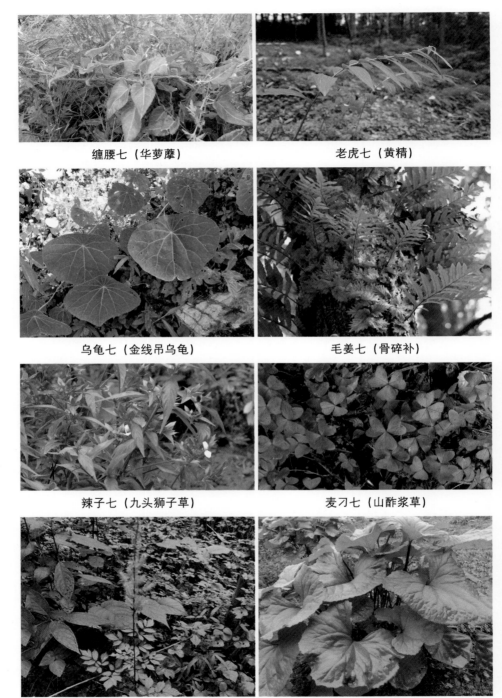

缠腰七（华萝藦）　　　　　　　老虎七（黄精）

乌龟七（金线吊乌龟）　　　　　毛姜七（骨碎补）

辣子七（九头狮子草）　　　　　麦刁七（山酢浆草）

马尾七（落新妇）　　　　　　　南瓜三七（蜂斗菜）

恩施州土家族药用植物研究

涂 星 文德鉴 罗 骞 编著

中国农业出版社

北 京

中国传统医药学是各族人民在长期生产生活实践中积累沉淀传承而来，是人类文化的瑰宝。除了我们熟悉的中医药外，还有藏医药、蒙医药、傣医药和维吾尔医药等。土家族民间医药经历了千百年的反复试验和沉淀，至今仍在土家族人民的卫生保健事业中发挥着重要的作用，但由于土家族仅有本民族语言而无文字，自然也就缺乏土家族文字记载的医药知识古籍，而多以"师带徒、父传子"的形式口耳相传、代代承袭，因此，其起之何年，难以溯源。而随着现代民族大融合的发展趋势和经济的发展，土家族药匠（医师）的数量急剧减少，土家族医药面临着传承无人的困境。为了深入挖掘、整理、继承和发展这一医学遗产，丰富传统医药学宝库，自2015年以来，我们走遍了恩施州8个县（市）的山山水水，走访了民间老中医、老药匠、赤脚医生300余人，查阅了各地方县志、医药古籍，对土家族医药进行了系统的发掘和整理。在整理的过程中，我们深受"同名异物""同物异名"、土家族病名、土家族方言对土家族医药继承的困扰，便和中医学、生药学、临床医学等各方面的专家学者组成了编写小组，将土家族药物的命名规范化、作用系统化、用药剂量可量化、药物特征条理化，以确保尽可能准确地反映土家族药物的特征，为临床用药及其资源开发利用提供参考和借鉴。基于"七"类药物在土家族医药中的广泛应用具有代表性，这也是我们编写《恩施州土家族药用植物研究》一书的目的。

　　这些资料主要来源于实地调查和走访，按照略古详今、多方对照、忠实记述、简明注析的原则对资料进行取舍。以土家族药匠对病情进行描述，由中医学和临床医学专家进行对照，确定其中西医病名，有助于读者阅读；在使用剂量上摒弃了土家族药匠习惯的"头""片""蔸""节""盅""块"等计量方式，而采用实地称量的形式将其转化为国际单位"克（g）"和"毫升（mL）"，比如药酒一盅，经实地量取约 35 mL 等。对于古籍文献等资料的选用，反复审核，以多家之言为主干材料，对有歧义矛盾的地方，则采用专家咨询、兼收并蓄等形式，确保内容尽可能准确。

　　在体例上，我们参照医药著作的通例进行编纂，按照中草药的"别名、来源、采收加工、植物形态、药材性状、鉴别要点、生境分布、化学成分、性味、作用、备注"的顺序展开，以确保全面收录土家族"七"类药物的特征。以 1958 年恩施州下属 8 个县（市）编写的药物志为依据，根据文献记载和土家族药匠的确认，将常用的且有明确文献记载的药物列为正七品种，计 72 种；常用的但无文献记载、以口口相传形式使用的药物列为偏七品种，计 36 种。

　　《恩施州土家族药用植物研究》是湖北民族大学林学双一流学科建设项目资助的课题。我们在土家族医药的调查和研究中，得到了湖北民族大学、恩施土家族苗族自治州农业科学院、恩施土家族苗族自治州公共检验检测中心、恩施土家族苗族自治州中心医院、湖北民族大学附属民大医院、恩施市农业农村局、宣恩县农业农村局、来凤县农业农村局、鹤峰县农业农村局、利川市农业农村局、巴东县农业农村局、建始县农业农村局、咸丰县农业农村局及各县（市）中医院的大力支持。

　　因编者水平有限，本书对于土家族医药而言只是初步尝试，在材料的取舍上可能会存在遗珠之嫌，内容上还不够全面等。本书不妥之处在所难免，我们热忱地希望读者提出宝贵的意见，以便进行修改。

编　者

2020 年 7 月

前言

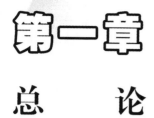

总　论

一、土家族"七"类药物概述

1. 土家药的概念

凡生长在土家族聚居地，由土家族药匠（医生）自采或自种，并在土家族医药学理论指导下，用于预防和治疗各种疾病的药物，称为土家族药物，简称土家药。从来源上讲，土家药与中药同出一源，都是以植物药为主，涵盖少量动物药、矿物药及部分生物制品。某些土家药与中药具有名称相同或相似、作用相同或相近的特点，存在异物同名、同名异物的现象。相较于中药繁杂的炮制加工，土家药具有采集方便（随用随采）、加工简单（鲜品生用或晒干）、配伍精炼（单用为主或 2～5 味配伍）、疗效确切等鲜明的民族特色，数量品种极多。据不完全统计，在恩施土家族苗族自治州习用土家药达 600 余种，总数量达到 2 000 种以上。

土家药是土家族人长期与疾病做斗争的经验总结，是中华民族药学宝库的重要组成部分，是中华民族文化的重要瑰宝，为土家族同胞防病治病、医疗保健、卫生健康和繁衍昌盛作出了重要的贡献。

2. 土家族"七"类药物的概念和命名依据

土家族药匠通常将具有赶火败毒、活血化瘀、消肿止痛、祛风除湿等作用的药物称为"七"或"三七"，作为药物的后缀，如白三七（竹节参）、扇子七（扇脉杓兰）。土家族药匠认为取名为"七"，主要源于认知和信仰。最早流传于土家族民间的医生叫"梯玛"；梯，意为敬畏神灵和接近神灵；玛，意为人们；梯玛就是敬畏神灵和接近神灵的人们。"七"类药物的命名起源于土家族对数字"七"的信仰与崇拜，土家族文化中对"七"的崇拜尤为明显，如土家族摆手舞中关于"七"的传说、丧葬文化中的"七"等。土家药中"七"类药物，通常是在作用（"七"）的基础上根据药物本身的形状、颜色、味道、药用部位、生态习性及作用等予以命名，常用人们比较熟悉的物体进行形象比喻，便于记忆和鉴别，充分体现了土家族同胞纯朴、讲实际、重实用的特色。主要按照以下原则命名：

(1) 按形状。如商陆根部粗壮肥大，形似萝卜，因此称为萝卜七；开口箭的果实穗状簇生，有几枚无花苞片簇生花序顶端，浆果球形，形似玉米棒，因此称为包谷七。

(2) 按颜色。根据药物或汁液或断面的颜色命名，如红色的有血三七、猴血七等；白色的有白三七、白毛七、银针七等；黑色的有乌金七、黑虎七、乌骨七等；紫色的有紫背三七等。

(3) 按作用。根据药物的治疗作用进行命名，如治疗神经性头痛的管花鹿药称为偏头七；具有祛风、胜湿、止痛等作用，用于风湿性疾病的路边青称为追风七。按此法命名的还有百疮七、肺痨七、破血七等。

(4) 按历史传说。根据历史传说药物进行命名，如传说楚汉争霸期间，项羽所率军队出现了腹泻、腹痛的症状，后来经人点化，找到了一种植物，治好了这种病，后来这种植物（野凤仙花）便取名"霸王七"。此外，还有药王七、老虎七、阎王七等均是采用此法命名。

我国是一个以汉族为主的多民族国家，土家族也和其他民族一样，时刻受到汉文化的影响，尤其是在明、清时期"以土治土"的羁縻政策和"改土归流、土流并治"的强化措施后，土家族医药文化汉化速度加快，促进了土家族医学理论、药学理论的发展和成熟，又保留了土家族药物的原生特色，使得土家族"七"类药物的命名发生了新的演变，比如老虎七—老虎姜—黄精、百棒七—三百棒—飞龙掌血等形式的改变。

二、土家族"七"类药物的药性理论

土家药防病治病是由其本身的性能决定的。在千百年的发展历程中，土家药与传统中医药不断融合、发展，形成了独特的理论体系。土家族医学理论认为，土家族药物的性能主要包括药性、药味和毒性3个方面，也包含了药物的质地、形、色、气等内容。从整体上而言，土家族药物的性味分为三性九味，三性即热（温、热）、冷（寒、凉）、平，九味为"苦、酸、涩""麻、辣、咸""甜、淡、滑"九味，九味与三性紧密相配，形成土家族药学的"三元性"，与土家族医学"三元论"高度统一。而土家族"七"类药物就是在该理论指导下的一大类以赶火败毒、活血化瘀、消肿止痛、祛风除湿等作用为主的药物。

1. 土家族"七"类药物的药性

土家族"七"类药物的药性分为热性（含温性和热性）、冷性（凉性和寒性）和平性，简称"三性"，属于狭义的药性。药性是从药物作用于人体所发生的反应概括出来的，是与疾病属性的寒、热相对而言的，即"疗冷者热，疗热者冷"。广义的药性包括狭义的药性、药味和毒性等诸多方面的内容。

（1）热性。 凡能减轻或消除寒邪的药性，一般属于热性。热性药物多具有温里、祛寒、补阳等作用，常用于畏寒、阳虚为主的寒证或虚证。如白三七（竹节参）、药王七（徐长卿）、毛姜七（骨碎补）、马尾七（落新妇）、乌头七（川乌）等。

（2）冷性。 凡能减轻或消除火邪的药性，一般属于冷性。冷性药物多具有赶火、败毒、凉血等作用，常用于发热、热毒为主的热证和出血。如白马七（六月雪）、白鸡七（白及）、蜂子七（三叶委陵菜）、萝卜七（商陆）、阎王七（阔叶十大功劳）等。

（3）平性。 凡不能减轻或消除寒邪或火邪的药性，一般属于平性。平性药物多具有平补、调和等作用，常用于寒证、热证中配伍其他药物使用。如老虎七（多花黄精）、白薯七（薯蓣）、脉根七（百脉根）、土蛋七（参薯）等。

2. 土家族"七"类药物的药味

土家药的药味分为苦味、酸味、涩味、麻味、辣味、咸味、甜味、淡味、滑味，简称"九味"。药味除了代表口尝的实际味道外，更主要的是作为认识药物的标志。而土家族"七"类药物均为植物药，其药味主要有苦味、酸味、涩味、麻味、辣味、甜味、淡味7种。

（1）苦味。 具有泻和燥的特点，其主要作用表现为赶毒（解毒）、赶火（清热）、赶气（降逆）、赶食（泻下消积）等，常用于热毒证、大便燥结、咳嗽气喘等症。如阎王七（阔叶十大功劳）味极苦，具有清热解毒、止泻止痢、化痰止咳的作用，常用于肺痨、痢疾、肺炎、咽喉肿痛、火眼、痈肿等；萝卜七（商陆）味苦，具有泻下利水、消积化食、通二便的作用，常用于水肿胀满、二便不通等。

（2）酸味。 具有收敛固涩、赶食消积的作用，常用于三元虚衰，气、血、精气不固的滑脱病症和食积不消证。如景天三七（费菜）味酸，具有赶气活血、止血止痛、镇静安神的作用，常用于跌打损伤、病后心悸、咯血等。

（3）涩味。 其性能和酸味相似，以收敛固涩为主要作用，常用于三元虚衰和滑脱病症。如鸡血七（中华抱茎蓼）味涩、微苦，具有赶气止痛、散瘀止血的作用，常用于跌打损伤、腹痛、痛经、外伤出血等。

（4）**麻味**。具有麻醉止痛和赶风、散寒、除湿等作用，常用于跌打损伤、牙痛、心腹痛等多种痛症和风气病。如麻玉七（半夏）味麻、辣，具有赶气赶食、消痰止咳、止痛散瘀的作用，常用于咳嗽咳痰、心烦喜呕、心腹痛、痨伤等。

（5）**辣味**。具有赶气止痛、活血化瘀、赶风发表等作用，常用于气道阻滞的胀满或疼痛、血行不畅或瘀阻不通的痹症、伤风症、头痛鼻塞及皮肤瘙痒等。如百棒七（飞龙掌血）味辣、微苦，具有赶风赶湿、活血止痛、凉血止血的作用，常用于跌打损伤、外伤骨折、风寒湿痹、胃痛腹痛等；抚芎七（川芎）味辣而后甜，具有赶风止痛、行气活血的作用，常用于头风、寒痹、闭经、血虚等。

（6）**甜味**。具有培养三元（天元、人元、地元）之气，补益脏腑气血的作用，常用于治疗久病体弱、诸虚劳损等证。如白三七（竹节参）味甜，具有赶气活血、止咳止痛、强元补元、补气补血的作用，常用于治疗劳伤虚弱、血虚头晕、跌打损伤等。

（7）**淡味**。具有消水透湿、解毒排毒、通利清利的作用，常用于治疗水肿、尿积等证。如菖蒲七（剑叶虾脊兰）味淡、微甜，具有赶水消肿、止咳、补阴降火的作用，常用于劳伤、水肿和胃痛等证。

3. 土家族"七"类药物的毒性

土家族"七"类药物的毒性可以从狭义的毒性和广义的毒性来理解。狭义的毒性是指药物内服或外用后引起不同程度的不良反应，或者导致中毒发生的药性。广义的毒性包括狭义的毒性和药物的治疗作用。狭义的毒性在临床用药时应当避免出现，属于使用中的禁忌范畴。出现毒性反应的药物，习称毒药。而根据其毒性反应的轻重程度，一般又分为大毒、有毒和小毒。如乌头七（川乌）、螃蟹七均有大毒，而麻玉七（半夏）、雪见七（奇异南星）、萝卜七（商陆）均有毒，百疮七（白蔹）、百棒七（飞龙掌血）、乌金七（短尾细辛）均有小毒。

三、土家族"七"类药物的采收原则

恩施土家族苗族自治州素有"华中药库"的美誉，土家医是在这块原始药用动植物极其丰富的生态园中发展起来的，他们尝百草，识百药，自采自用，医药相随，因此对每种药用植物的根、茎、叶、花、果、种、皮等部位都十分熟悉，积累了丰富的经验。强调采收的时节，就是保证药性和药效的前提。一般而言，除了需用鲜药而随时采收外，多根据不同的入药部位来决定采收的季节。在恩施、黔江、龙山一带的《采药歌》中就有"春采尖叶夏采枝，花药含苞待放时，秋末冬初挖根茎，果实摘采刚熟时"的表述。土家族"七"类药物的主要药用部位是叶、全草或全株、根茎或块茎、根或块根、干皮或枝皮，少见以花或果实入药。

1. 叶、全草或全株

一般应在植物生长最旺盛的时期，花将开未开时或花盛开而果实未成熟时采收。对于地上部分体积较大的植物多割取地上部分，如马尾七（落新妇）、马鞭七（马鞭草）、缠腰七（华萝藦）等；而体积较小的植物则常连根拔起，如景天三七（费菜）、破血七（尼泊尔老鹳草）等。此外，也有一些比较特殊的情况，如白马七（六月雪）一般在霜降之后采集全草。

2. 干皮、枝皮或根皮

干皮或枝皮一般在盛夏季节采收，此时容易剥取和发汗干燥；而根皮多在秋后采收，此时根皮部药性较大。如百棒七（飞龙掌血）以干皮入药时多在春夏之交以环剥的形式剥取，以根皮入药多在秋末冬初采挖后剥取晒干。

3. 根、根茎、块茎或块根

一般在植物停止生长、花叶萎谢至发芽前这段时间采收，如地胆七（青牛胆）、白薯七（薯蓣）、白鸡七（白及）等均在深秋采挖。此外，也有一部分药物的采收不受时间限制如毛姜七（骨碎补）、阎王七（阔叶十大功劳）等。

四、土家族"七"类药物的炮制方法

土家族药匠（医师）习用鲜药和生药，但由于多数"七"类药物具有一定的毒性、烈性或其他不良反应，只有通过特定的炮制处理后，才能符合治病防病的要求，才能更好地发挥疗效、确保安全，因此，在近现代，土家药炮制方法得到了显著的发展。

1. 炮制的辅料

（1）白醋。有止血散瘀、赶气止痛、去腥矫臭的作用。如红根七（丹参）醋制能增强赶气赶毒、活血散瘀的作用。

（2）酒。主要是高度白酒和黄酒，以白酒为主。有赶气活血、赶寒止痛的作用，也能去腥矫臭，一般治疗筋伤骨折、风气病的药物常采用酒制。如黑骨七（威灵仙）酒制能增强其赶风赶气、消肿止痛和舒筋活络的作用，毛姜七

（骨碎补）酒制能增强其活血止痛之功。

（3）**蜂蜜**。有滋润补虚、通便、败毒的作用。如缠腰七（华萝藦）蜜制可增强其补气益精、益气强壮的作用。

（4）**人乳**。有补虚缓急、败毒消肿的作用。如肺痨七（阴地蕨）用乳汁制后可大补肺肾元气，增强赶湿排毒的作用，可用于治疗肺痨、头晕目眩、小儿惊风等。

（5）**童子尿**。即健康儿童的尿，有止血、补虚等作用。如鸡血七（中华抱茎蓼）以童子尿制后可增强其散瘀止血的效果。

（6）**胆汁**。一般多用新鲜的猪、羊胆汁，改变药性（由热性转为冷性），并有赶火败毒、消肿明目的作用。如麻玉七（半夏）用于寒咳症，以猪胆汁制后可用于热咳症。

（7）**动植物油**。一般采用菜籽油、芝麻油、漆子油等植物油和猪、羊、狗等动物油，有滋润补虚的作用，提高药物的疗效。如毛狗七（金毛狗）采用狗油略炸，能增强其补肾元的作用，对腰膝酸软尤为适宜。

（8）**盐水**。有强腰健骨、防腐败毒的作用。如毛姜七（骨碎补）盐炙后可增强其强筋骨的作用，尤宜于跌打损伤、骨折等。

（9）**石灰水**。有败毒、燥湿、杀虫等作用。如麻玉七（半夏）用石灰水制后能降低其毒性，增强燥湿化痰的作用。

（10）**黄土**。以干净、无污染的天然黄土或灶心土为主，用以制药有温补中元、败毒等作用。如土炒蜂子七（三叶委陵菜）用黄土制后能增强其止泻止痢的作用，尤宜于痢疾、腹泻等症。

（11）**河砂**。有使药物易粉碎、烫去非药用部位、降低刺激性或毒性等作用。如毛狗七（金毛狗）以河砂炒制后其咽喉刺激性（绒毛）显著降低，粉碎更容易。

（12）**糖**。以白砂糖和红糖为主，前者偏清热，后者偏温补。老虎七（多花黄精）以红糖水焯制，可增强其养元润肺、健脾补肾的作用。

（13）**其他**。还有用米泔水、雪水、姜汁、艾叶等作为辅料对土家族"七"类药物进行炮制的。

2. 炮制的方法

土家族对药物的炮制方法非常多，参考中药炮制方法进行归类，可分为修制法、水制法、火制法、水火共制法、烧灰法、佩干法、磨制法等几类。

（1）**修制法**。对药材进行纯净、粉碎和切制的方法。

① 纯净法。采用挑、拣、刮、刷、筛、洗等方法，去掉杂质或非药用部位，使药物纯净。如鸡血七（中华抱茎蓼）采挖根茎后剪去须根；毛狗七（金

毛狗）采挖后剪去残基，火燎去毛或刮掉绒毛。

② 切制法。采用手工切、铡等手段，将药物切成一定规格。切制后的药物有利于药效成分的溶出，便于炮制和干燥，入药时更容易控制剂量。如萝卜七（商陆）采收根后洗净，切成 5～10 mm 厚片，晒干；蓼花七（头花蓼）采挖全草，洗净后切成 2～5 cm 的小段，晒干。

③ 磨捣法。针对质地较坚硬的药物，采用捣、碾、磨、锉等手段，将其粉碎至一定规格。粉碎后的药物有利于药效成分的溶出，便于干燥和服用。如地胆七（青牛胆）采挖块根，晒干后以石碾子碾成碎块。

（2）水制法。 采用液体辅料如清水、雪水、白酒、石灰水、童子尿、醋等对药物进行炮制的方法。对于土家族"七"类药物的水制法通常包括泡制法、埋制法、汗渍法。

① 泡制法。采用童子尿、石灰水、米泔水、酒或白醋浸泡药材，以便于切制、减轻或消除不良反应、增强药物作用。如童子尿泡鸡血七（中华抱茎蓼）、白醋泡红根七（丹参）均能增强药物的疗效；石灰水泡麻玉七（半夏）能降低其毒性；米泔水泡雪里七（奇异南星）能降低其毒性。

② 埋制法。将药物放置于盛有雪水或童子尿的陶瓷缸或陶瓷坛中，埋于地下，吸收地气一段时间后取出使用。一般能增强药物赶火败毒（雪水）、补虚止血（童子尿）的作用。如雪水埋制蜂子七（三叶委陵菜）能加强其冷性，增强其赶毒清热的作用。

③ 汗渍法。将药物长时间紧贴腹部或背部皮肤固定，让汗水自然渗透到药材。一般能降低药物毒性、缓和冷热偏性、增强赶火败毒的作用。如土蛋七（参薯）汗渍后赶湿清热之力增强，可用于小儿感冒发热及乳疮等。

（3）火制法。 药物直接用火或间接用火加热，加入不同辅料或不加辅料进行不同处理。土家族"七"类药物的火制法主要包括清炒法、加辅料炒法、焙干法、炙法和煨法。

① 清炒法。又称不加辅料炒法，包括炒黄、炒焦和炒炭 3 种工艺。炒黄和炒焦有利于药物的粉碎和药效成分的溶出，并能缓和其冷性；炒炭能产生和提高收敛止血的作用。如恶鸡七（蓟）炒炭具有清热止血的作用，可用于吐血、崩漏等症。

② 加辅料炒法。一般常用辅料包括黄土、米、糠、麦麸、河砂等，有利于减轻药物的刺激性，增强疗效。如灶心土炒白薯七（薯蓣）可增强其补益三元、健脾健胃的作用；河砂炒毛狗七（金毛狗）可烫去绒毛减少咽喉刺激性，促进药效成分溶出。

③ 焙干法。将药物放置在瓦片或石板上，通过加热使其干燥。如阎王七（阔叶十大功劳）焙干研末吹喉，可用于咽喉肿痛。

④炙法。采用液体辅料如蜂蜜、白酒、黄酒、白醋、盐水、姜汁、童子尿等辅料拌炒药物，有增强疗效、改变药性和减少毒性的作用。如酒炙牛克七（川牛膝）可增强其活血化瘀之力，尤宜于四肢不利、风湿痹痛诸证；醋炙乌金七（短尾细辛）能降低其温燥之性，增强其赶气止痛的作用。

⑤煨法。采用大片的树叶或湿草纸包裹药物，置于火灰中烧至纸、叶焦黑，能减轻药物的燥性或烈性。如煨山姜七（山姜）、煨阳藿七（阳荷）可降低其燥性，增强温脾肺元气、止咳平喘的作用。

(4) 水火共制法。主要包括煮法和蒸法两类。

①煮法。用清水或液体辅料与药物一起加热，其作用是多方面的。如老虎七（多花黄精）采收后新鲜切片，水煮至无白心，晒干，可减轻其对咽喉的刺激性；老虎七（多花黄精）水煮后的成品以红糖水适量煮至松软，晒干，可增强其养元润肺、健脾补肾的作用；隔消七（隔山消）以黑黄豆水煮后晒干，可增强其活血养血、乌须黑发的作用。

②蒸法。将药材或加辅料隔水加热，可降低不良反应、增强疗效。如清蒸老虎七（多花黄精）有利于晒干，并减少对咽喉的刺激性。

(5) 烧灰法。将药材烧成灰，可产生或提高其收敛止血的作用。如蜂子七（三叶委陵菜）烧灰，可治疗外伤出血；百疮七（白蔹）烧灰，用菜籽油调涂，可治疗面部生粉刺。

(6) 佩干法。将药物放入贴身的布袋内，以体温使其干燥，多用于某些非常珍贵的"七"类药材，可减少虫蛀，增强止痛之功。如佩干白三七（竹节参）、笔包七（筒鞘蛇菰）等。

(7) 磨制法。将药物在清水、白酒、白醋或其他液体辅料中磨取浓汁，以鲜药为主。如菖蒲七（剑叶虾脊兰）鲜品在生姜汁中磨取浓汁，温服，可治疗咳嗽不止；百疮七（白蔹）鲜品加食盐少许，磨取浓汁，外涂，可治疗扭挫伤。

土家族"七"类药物的炮制方法还有露制法、乳汁炙等，但由于应用较少，不再一一赘述。随着现代中医药理论与土家医药理论的融合，其炮制方法和理论研究也取得了较大的突破。但在使用上，土家医对蛇咬、骨伤、疮痈肿毒等方面习用鲜品，多采用磨制、捣泥等方式直接使用。因此，遵循土家医药的法理性原则对药物进行合理的加工炮制是土家族药物临床疗效和安全性的重要保证。

第二章

七十二正 "七"

一、八角七（八角莲）

【别　　名】独脚莲、八角金盘、一把伞、旱八角、叶下花、马眼莲、独叶一枝花、金魁莲、八角盘、六角莲、山荷叶、川八角莲、八角兵盘七。

【来　　源】为小檗科植物八角莲 *Dysosma versipellis*（Hance）M. Cheng ex Ying 的根茎。

【采收加工】秋冬采挖，洗净泥沙，晒干或鲜用。

【植物形态】根状茎粗壮，横生。茎直立，高 20～30 cm，不分枝，无毛。茎生叶 1 枚，有时 2 枚，盾状，4～9 浅裂，裂片阔三角形、卵形或卵状长圆形，先端锐尖，边缘有刺状细齿；叶面无毛，背面疏生柔毛或无毛；叶柄长 10～15 cm。花 5～6 朵，簇生于叶柄顶端离叶基部不远处；花柄细弱，弯曲，有毛；花瓣 6，深红色，匙状倒卵形，无毛；子房椭圆形。浆果椭圆形或卵形，种子多数。花果期 3—5 月。

【药材性状】根茎呈结节状，长 6～10 cm，直径 0.7～1.5 cm，鲜时浅黄色，干后棕黑色；表面平坦或微凹，上有几个小的凹点，下面具环纹。须根多数，长达 20 cm，直径约 1 mm，有毛，鲜时浅黄色，干后棕黄色。质硬而脆，易折断。根茎断面黄绿色，角质；根的断面黄色，中央有圆点状中柱，粉性。气微，味苦。

【鉴别要点】根茎横切面可见表皮细胞 1 列，其下为 1 列下皮细胞，类方形。皮层薄壁细胞具壁孔，有单个或数个成群的木化纤维。维管束外韧型，内外侧均有石细胞群。髓大，由薄壁细胞组成。皮层和髓部薄壁细胞含淀粉粒和众多草酸钙簇晶。

【生境分布】生于海拔 1 000～1 500 m 的山坡林下、灌丛中、溪旁阴湿处、竹林下和常绿林下。恩施市及巴东县、利川市、宣恩县有分布，在恩施市太山庙、利川市佛宝山和宣恩县椿木营等地有少量栽培。

【化学成分】主要含鬼臼脂素及苦鬼臼脂素、异苦鬼臼酮和山柰酚、槲皮素、紫云英苷、金丝桃苷及 β-谷甾醇等。

【作　用】用于清热解毒、化痰散结、祛瘀消肿；常用于治疗痈肿、疔疮、瘰疬、喉蛾、跌打损伤、蛇咬伤等。

【性　味】性温，味苦、麻辣；有小毒。

【备　注】本品所含树脂具有一定的毒性，长期或过量服用可能引起呕吐、泄泻、头晕、头痛、心律失常等不良反应。在恩施部分地区将其作为白三七（竹节参）伪品使用，应注意区分。

二、霸王七（野凤仙花）

【别　名】假凤仙花、假指甲花、万年巴。

【来　源】为凤仙花科植物野凤仙花 *Impatiens textorii* Miq. 的块茎。

【采收加工】夏秋季采挖，洗净，鲜用或晒干。

【植物形态】一年生草本，高 40～60 cm。根部发达，肉质。茎直立，常呈红紫色，肉质，节膨大，分枝。叶互生，卵形、卵状椭圆形或椭圆状披针形，长 2～13 cm，先端尖，基部楔形，边缘有圆齿状锯齿。总状花序，腋生；花梗基部有一斜卵形苞片；花大，紫色；萼片 2，宽卵圆形；雄蕊 5，花丝白色，花药愈合包围雌蕊之顶；雌蕊 1，子房 1 室。蒴果，角果状，长纺锤形。花期 6—7 月。

【药材性状】呈类球形、纺锤形及不规则形，长 1～4 cm，直径 0.5～2 cm；表面灰黄色至灰褐色，有皱纹；常见残留细根及细根痕，两端稍尖，纤维状。质柔软，可折断，断面褐色至灰褐色，颗粒状，边缘黄白色，切薄片呈半透明状。气微，味微甜，嚼之粘牙，且辛麻刺舌。

【鉴别要点】根茎中段横切面可见表皮细胞 1 列，切向延长；皮层细胞5～8 列，多见较大的黏液细胞，内含草酸钙针晶束；内皮层明显。维管束外韧型，放射状排列；韧皮部狭窄，筛管群散在；形成层不明显；木质部由导管、石细胞和纤维束组成；髓部宽广，亦有内含草酸钙针晶束的黏液细胞散在；皮层及髓部的一些薄壁细胞中含黄棕色物质。粉末显微可见草酸钙针晶束；石细胞多角形或不规则形，沟孔明显；纤维束长，胞腔大，沟孔明显；导管梯纹、网纹及螺纹。

【生境分布】生于山林、水洼及流水边潮湿处。在恩施州各县（市）均广泛分布，部分地区作为园林观赏植物广泛栽培。

【化学成分】含大波菊苷、木犀草素 7-O-葡萄糖苷、木犀草素、芹菜素等。

【性　　味】性寒，味苦。

【作　　用】有赶火败毒、祛瘀消肿的作用；常用于治疗跌打损伤及痈肿疮疡。

【备　　注】本品在恩施部分地区也将其地上部分入药。其性状多皱缩破碎；茎叶暗绿色，茎中空，表面具纵棱；质脆、易断，断面整齐；气微，味甘。以全草入药，作用偏于解毒敛疮，常用于恶疮溃疡，以外用为主，多煎水洗患处。

三、白鸡七（白及）

【别　　名】白根、地螺丝、白鸡儿、白鸡娃、连及草、羊角七。

【来　　源】为兰科植物白及 *Bletilla striata* （Thunb. ex Murray） Rchb. f. 的块茎。

【采收加工】夏、秋两季采挖，除去须根，洗净，置沸水中煮或蒸至无白心，晒至半干，除去外皮，晒干。

【植物形态】多年生草本，高 30～70 cm。块茎肥厚肉质，为连接的三角状卵形厚块，略扁平，黄白色。须根灰白色，纤细。叶 3～5 枚，披针形或广披针形，长 15～30 cm，宽 2～6 cm，先端渐尖，基部下延成长鞘状，全缘。总状花序顶生，花 3～8 朵，疏生；苞片披针形，长 1.5～2.5 cm；花淡紫红色或黄白色，花被片狭椭圆形，先端尖，唇瓣倒卵形，内面有 5 条隆起的纵线，上部 3 裂，中央裂片矩圆形；雄蕊与雌蕊结合为蕊柱，两侧有狭翅，柱头顶端着生 1 雄蕊，花粉块 4 对，扁而长，蜡质；子房下位，圆柱状，扭曲。蒴果圆柱形，长约 3.5 cm，直径约 1 cm，两端稍尖狭，具 6 纵肋，顶端常具花瓣枯萎后留下的痕迹。花期 4—5 月，果期 7—9 月。

【药材性状】呈不规则扁圆形，多有 2～3 个爪状分枝，长 1.5～5 cm，厚 0.5～1.5 cm；表面灰白色或黄白色，有数圈同心环节和棕色点状须根痕，上面有凸起的茎痕，下面有连接另一块茎的痕迹；质坚硬，不易折断，断面类白色，角质样；无臭，味苦，嚼之有黏性。饮片为不规则的薄片，厚 1～2 mm；表面类白色，角质样，微显筋脉小点，具黏性；气微，味淡而微苦。

【鉴别要点】粉末淡黄白色。表皮细胞表面观垂周壁波状弯曲，略增厚，木化，孔沟明显。草酸钙针晶束存在于大的类圆形黏液细胞中，或随处散在。纤维成束，壁木化，具"人"字形或椭圆形纹孔；有梯纹、具缘纹孔及螺纹导管；糊化淀粉粒团块无色。

【生境分布】生长于海拔 800 m 以上的山野川谷及悬崖较潮湿处。恩施州各县（市）均有分布，其中在宣恩贡水、建始高坪、恩施新塘、恩施红土、咸丰忠堡、利川建南、利川汪营等地均广泛栽培。

【化学成分】主要含联苄类、二氢菲类和其他含菲化合物如白及联菲 A、白及联菲 B、白及联菲 C、白及联菲醇 A、白及联菲醇 B、白及联菲醇 C 等；此外，还含有对羟基苯甲酸、山药素Ⅲ、原儿茶素、五味子醇甲、肉桂酸、3′-O-甲基山药素Ⅲ、对羟基苯甲醛等。

【作　　用】有收敛止血、消肿生肌的作用；常用于治疗咳血吐血、外伤出血、疮疡肿毒、皮肤皲裂、肺虚咳血、咯血。

【性　　味】性凉，味苦、甘、涩。

【备　　注】恩施部分地区将其同属植物黄花白及 *Bletilla ochracea* Schltr. 的块茎也作为白鸡七使用。其块茎扁斜卵形，分岔，具环带。叶 4 枚，基部抱茎，舌状披针形，长达 35 cm，宽 0.5～5 cm。总状花序，花较大，黄色或淡黄白色；花被片长圆形，长 1.8～2.3 cm，有细紫色点，唇瓣 3 裂，侧裂片斜长圆形；中裂片比侧裂片长，近正方形，前端微凹，唇瓣上有 5 褶片，前部为波状；蕊柱弯拱。蒴果圆柱形，有纵棱。药材呈扁斜卵形，长 1.5～3.5 cm，厚约 5 mm，表面黄白色或淡黄白色，有 1～2 圈同心环节和棕色点状须根瘤。

四、白三七（竹节参）

【别　　名】明七、七叶子、竹节人参、竹节三七、罗汉三七、土参。

【来　　源】为五加科人参属植物竹节参 *Panax japonicus* C. A. Mey. 的干燥根茎。

【采收加工】秋冬季采挖，除去主根及外皮，洗净晒干。

【植物形态】多年生草本，高约 60 cm。根茎发达，横卧，节结膨大，节密集，节间短，每节有一浅环形深陷的茎痕，呈竹鞭状。根肉质，呈圆锥形，常有数个生于根茎的侧面。茎直立，圆柱形，具纵纹。掌状复叶 3～5 枚，轮生于茎端；叶柄细，长 4～9 cm；小叶 3～7 枚，通常 5 枚，小叶柄极短，中央小叶片较大，两侧小叶片自叶轮外侧向内逐渐变小，形成对称性的鸟足状复叶；小叶倒卵形至倒卵状椭圆形，长 2～15 cm，宽 1～5.5 cm，先端长而渐尖，基部楔形或圆形，边缘有细锯齿或重锯齿，无毛或叶脉上疏生刚毛。伞形花序单一，顶生，或有少数分枝；花小，多数，有小花梗；花萼 5，齿状；花瓣 5，卵状三角形，淡黄绿色；子房下位，二室，花柱 2。核果浆果状，圆球形，熟时红色，顶端常为黑色。种子 2～3 粒。花期 5—6 月，果期 7—9 月。

【药材性状】根茎呈竹鞭状、扁圆柱形，稍弯曲，长 5～20 cm，直径 0.9～2.4 cm。表面灰棕或黄褐色，粗糙，有致密的纵皱纹及根痕。节膨大，节间长 1～2 cm，每节有一凹陷的圆形茎痕。质硬脆，易折断，断面较平坦，黄白色至淡黄色，有多个黄色点状维管束排列成环。气无，味苦，后微甜。以条粗、质硬、断面色黄白者为佳。

【生境分布】生长于海拔 1 300 m 以上的灌木丛下的阴湿地带或岩石沟涧旁边等。恩施州各县（市）均有分布，其中恩施双河、利川汪营及巴东野三关一带有大量栽培。

【化学成分】主要含竹节人参皂苷Ⅲ、竹节人参皂苷Ⅳ、竹节人参皂苷Ⅴ、人参皂苷 Rd、人参皂苷 Re、人参皂苷 Rg1、人参皂苷 Rg2、三七皂苷 R2、伪人参皂苷 RT1、齐墩果烷型三萜皂苷，还含多糖、大牻牛儿烯等。

【作　　用】有滋补强壮、散瘀止痛、止血祛痰的作用；常用于治疗病后虚弱、劳嗽咯血、咳嗽痰多、跌扑损伤。

【性　　味】性温，味甘、微苦。

【备　　注】本品为名贵中药材，其伪品较多，常见的有①水田七：蒟蒻薯科植物裂果薯 Tacca plantaginea （Hance） Drenth 的块茎。其体稍轻，易折断击碎，断面较粗糙，灰黄色，颗粒性，微有蜡样光泽，有散在的点状维管束。具有清热解毒、散瘀消肿、理气止痛、截疟的作用，常用于治疗咽喉肿痛、急性胃肠炎、泌尿道感染、牙痛、慢性胃炎、胃和十二指肠溃疡、风湿性关节炎、月经不调、疟疾、跌打损伤；外用治疮疡肿毒、外伤出血。②血三七：菊科菊三七属植物菊三七 Gynura japonica （Thunb.） Juel.，又名土三七、散血草、紫背三七、血当归、三七草。其根茎呈拳形团块状，全体多有瘤状突起，质坚实，断面淡黄色，气无，味淡而后微苦。具有破血散瘀、止血、消肿的作用，用于治跌打损伤、创伤出血、吐血、产后血气痛。③长叶竹根七：百合科竹根七属植物长叶竹根七 Disporopsis longifolia Craib 的干燥根茎。其根茎呈连珠状，直径 1～2 cm，节间较密集，芦碗较大，整个凹面密布细小针窝眼，外表面深黄色，有时带绿色；质坚硬，未干者较柔韧；折断面淡棕色，角质样；气微，味微甜，有黏性。④苦瘤黄精：百合科植物卷叶黄精 Polygonatum cirrhifolium （Wall.） Royle 的干燥根茎。其根茎表面密被瘤点，断面鲜黄色，味极苦。⑤藤三七：落葵科植物落葵薯 Anredera cordifolia （Tenore） Steenis 的干燥块茎。其块茎呈不规则纺锤形或类圆柱形，长 3.5～8 cm，直径 1～3 cm，表面灰褐色；全体有瘤状突起及须根痕，并且有弯曲的纵皱纹，断面类白色或黄棕色；气微，味微甜，有黏性。具有滋补强壮、散瘀止痛、除风祛湿、补血活血的作用。⑥野三七：五加科植物狭叶竹节参 Panax bipinnatifidus var. angustifolius （Burkill） J. Wen 的根茎。其根茎呈竹节状结节，每节有茎痕，长 4～12 cm，直径约 1 cm，侧根呈纺锤形，肥厚，长约 2.5 cm，直径 1.5～4 cm，表面棕黄色，半透明，具不规则纹理，凹凸不平；味苦微甜，略具刺喉感，本品服用后有恶心、呕吐等不良反应。

五、白薯七（薯蓣）

【别　　名】白山药、山药、土薯、白薯。

【来　　源】为薯蓣科植物薯蓣 *Dioscorea polystachya* Turczaninow 的根茎。

【采收加工】冬季茎叶枯萎后采挖，切去根头，洗净，除去外皮及须根，晒干。

【植物形态】多年生缠绕草本。块茎肉质肥厚，略呈圆柱形，垂直生长，长可达 1 m，直径 2～7 cm，外皮灰褐色，生有须根。茎细长，蔓性，通常带紫色，有棱，光滑无毛。叶对生或 3 叶轮生，叶腋间常生珠芽（名零余子）；叶片形状多变化，三角状卵形至三角状广卵形，长 3.5～7 cm，宽 2～4.5 cm，通常耳状 3 裂，中央裂片先端渐尖，两侧裂片呈圆耳状，基部戟状心形，两面均光滑无毛；叶脉 7～9 条基出；叶柄细长，长 1.5～3.5 cm。花单性，雌雄异株；花极小，黄绿色，呈穗状花序；雄花序直立，2 至数个聚生于叶腋，花轴多数呈曲折状；花小，近于无柄，苞片三角状卵形；花被 6，椭圆形，先端钝；雄蕊 6，花丝很短；雌花序下垂，每花的基部各有 2 枚大小不等的苞片，苞片广卵形，先端长渐尖；花被 6；子房下位，长椭圆形，3 室，柱头 3 裂。蒴果有 3 翅，果翅长等于宽。种子扁卵圆形，有阔翅。花期 7—8 月，果期 9—10 月。

【药材性状】略呈圆柱形，弯曲而稍扁，长 15～30 cm，直径 1.5～6 cm。表面黄白色或淡黄色，有纵沟、纵皱纹及须根痕，偶有浅棕色外皮残留。体重，质坚实，不易折断，断面白色，粉性。无臭，味淡，微酸，嚼之发黏。

【鉴别要点】根茎横切面可见基本组织中黏液细胞类圆形，内含草酸钙针晶束；维管束散在，外韧型，四周有一列薄壁性维管束鞘；后生木质部导管；树脂道分布在薄壁细胞间，内充满黄褐色树脂物；薄壁细胞含众多淀粉粒。粉末为白色或淡黄色，显微镜下观察可见淀粉粒多单粒，类圆形、长圆形或卵形，脐点点状、飞鸟状，位于较少端，大粒层纹明显；草酸钙针晶束存在于黏液细胞中；导管为具缘纹孔及网纹导管，也有螺纹及环纹导管；筛管分子复筛板上的筛域极为明显，排成网状；纤维少数，细长，壁甚厚，木化。

【生境分布】生长于肥沃疏松的土壤。在恩施州各县（市）均广泛分布，以栽培为主；其中，利川为主要产地，并形成了独特的"利川山药"品牌。

【化学成分】主要含薯蓣皂苷元、多巴、盐酸山药碱、多酚氧化酶、尿囊素、止权素Ⅱ、糖蛋白等。糖蛋白水解可得到赖氨酸、组氨酸、精氨酸、天冬氨酸、苏氨酸、丝氨酸、谷氨酸、脯氨酸、甘氨酸、丙氨酸、缬氨酸、亮氨酸、异亮氨酸、酪氨酸、苯丙氨酸和蛋氨酸及多种多糖。此外，本品还含有少量多巴胺、儿茶酚胺、胆甾醇、麦角甾醇、菜油甾醇、豆甾醇、β-谷甾醇等。

【作　　用】有补脾养肺、固肾益精的作用；常用于治疗脾虚泄泻、食少浮肿、肺虚咳喘、消渴、遗精、带下、肾虚尿频；外用治痈肿、瘰疬。

【性　　味】性平，味甘。

【备　　注】白薯七的生品加工去皮时可能引起皮肤瘙痒等，应注意防护。

六、百棒七（飞龙掌血）

【别　　名】三百棒、见血飞。

【来　　源】为芸香科植物飞龙掌血 *Toddalia asiatica*（L.）Lam. 的根或根皮。

【采收加工】全年均可采收，挖根，洗净，晒干，或剥取根皮，晒干。

【植物形态】蔓延或直立有刺灌木，老茎干有较厚的木栓层及黄灰色、纵向细裂且凸起的皮孔，三四年生枝上的皮孔圆形而细小，茎枝及叶轴有甚多向下弯钩的锐刺，当年生嫩枝的顶部有褐色或红锈色甚短的细毛，或密被灰白色短毛。小叶无柄，对光透视可见密生的透明油点，揉之有类似柑橘叶的香气，卵形、倒卵形、椭圆形或倒卵状椭圆形；长 5～9 cm，宽 2～4 cm，顶部尾状长尖或急尖而钝头，有时微凹缺，叶缘有细裂齿，侧脉甚多而纤细。花梗甚短，基部有极小的鳞片状苞片，花淡黄白色；萼片长不及 1 mm，边缘被短毛；花瓣长 2～3.5 mm；雄花序为伞房状圆锥花序；雌花序呈聚伞圆锥花序。果橙红色或朱红色，直径 8～10 mm 或稍大，有 4～8 条纵向浅沟纹，干后甚明显；种子长 5～6 mm，厚约 4 mm，种皮褐黑色，有极细小的窝点。花期几乎全年，在五岭以南各地多数春季开花，沿长江两岸各地多数夏季开花；果期多在秋冬季。

【药材性状】呈不规则长块状、槽状，厚 5～10 mm。外表面灰棕色呈灰黄色，粗糙，有细纵纹及多数类白色皮孔星疣状突起，中间有线状凹陷，皮孔多纵向延长形成断续的棱脊状和断续的横裂纹。栓皮易脱落露出棕色或红色皮部。内表面淡褐色，有纵向纹理。质坚硬，不易折断，横断面及纵切面均显颗粒状，黄棕色或褐色。气微，味微苦。

【鉴别要点】根横切面可见木栓层为数十列木栓细胞；皮层宽，外侧有晶鞘纤维和石细胞群，石细胞呈椭圆形、圆形或不规则长圆形，壁厚，胞腔明显；韧皮部散有较小的油室和晶鞘纤维束；木质部导管呈类圆形，多单列断续放射状排列；木纤维发达，围绕于导管；木射线宽 1～4 个细胞；薄壁细胞中散有草酸钙棱晶或方晶。根皮横切面可见木栓层为数十列木栓细胞，扁平多角形，排列整齐，壁薄，栓化；皮层散有较多油室，有多数椭圆形油细胞散在，内含油滴；韧皮部细胞排列紧密，外侧有石细胞群散在，内侧为筛管组织，韧皮射线弯曲，由 2～3 列径向延长的细胞组成，向外逐渐增宽；薄壁细胞中含草酸钙方晶，有的含淀粉粒。粉末为黄棕色，显微镜下观察可见淀粉粒众多，多为单粒，少为复粒，呈类圆形，层纹隐约可见；油细胞类圆形或椭圆形，胞腔内有分泌物；石细胞类圆形或不规则多边形，壁极厚，孔沟及层纹明显；木栓细胞黄棕色或红棕色，扁平多角形，壁薄；草酸钙方晶众多，散在或存在于薄壁细胞中。

【生境分布】常生于山坡路旁、灌丛中及疏林下。恩施州各县（市）均有分布，以野生资源为主。

【化学成分】主要含生物碱类化学成分如白屈菜红碱、氧化白屈菜红碱、二氢白屈菜红碱、8-羟基二氢白屈菜红碱、木兰花碱、8-丙酮基二氢白屈菜红碱、勒党碱、二氢勒党碱、氧化勒（木党）碱、光叶花椒碱、二氢光叶花椒碱、γ-花椒碱、茵芋碱等；此外，还含有飞龙掌血素、飞龙掌血内酯、飞龙掌血内酯酮、飞龙掌血内酯醇、飞龙掌血内酯烯醇、飞龙掌血内酯烯酮、飞龙掌血双香豆素、飞龙掌血新双香豆素、茴芹香豆素、异茴芹香豆素、珊瑚菜素、九里香内酯、小叶九里香内酯、香豆精九里香素、石竹烯、β-榄香烯、反式橙花叔醇、野鸭春酸、阿江榄仁酸、丁香脂素、β-谷甾醇等。

【作　　用】有祛风止痛、散瘀止血、消肿解毒的作用；常用于治疗风湿痹痛、脘腹疼痛、跌打损伤、痛经、闭经、衄血、吐血、崩漏、疮疡肿痛等。

【性　　味】性温，味辛、微苦；有小毒。

七、百疮七（白蔹）

【别　　名】见肿消、五爪藤、狗卵子、野红薯。

【来　　源】为葡萄科植物白蔹 Ampelopsis japonica（Thunb.）Makino 的块根。

【采收加工】春秋季均可采挖，洗净泥土，纵切成两瓣或四瓣，或切成斜片，晒干。

【植物形态】多年生攀缘藤本，长约 1 m。地下块根粗壮肉质，长纺锤形或长卵形，表面深棕色至黑色，常数个聚生。茎基部木质化，多分枝，幼枝光滑，淡紫色，卷须与叶对生。掌状复叶互生，长 6～10 cm，宽 7～12 cm；小叶 3～5 枚，羽状分裂，或羽状缺刻，中间裂片长，两侧裂片小，叶轴有阔翅，裂片基部有关节。聚伞花序与叶对生；总花梗长 3～8 cm，常缠绕；花小，黄绿色，萼片 5 浅裂，花瓣 5，雄蕊 5；花盘明显，杯状，边缘稍分裂；子房着生于花盘中央，2 室，花柱甚短；浆果球形或肾形，熟时蓝色或蓝紫色，具凹点。花期 6—7 月，果期 8—9 月。

【药材性状】块根完整者呈纺锤形，通常纵切成两瓣、四瓣或切成斜片。纵瓣呈长圆形或近纺锤形，长 4～10（～15）cm，直径 1～3 cm；切面周边常向内卷曲，中部有凸起棱线；外皮红棕色或红褐色，有纵皱纹、细横纹及横长皮孔，易层层脱落，脱落处呈淡红棕色。斜片呈卵圆形，长 2.5～5 cm，宽 2～3 cm，切面类白色或淡红棕色，可见淡红棕色的形成层环纹及放射状纹理，周边较厚，微翘起或略弯曲。体轻，质硬脆，易折断，折断时有粉尘飞出。气微，味微甘。以肥大、断面粉红色、粉性足者为佳。

【鉴别要点】块根横切面可见木栓层为 2～6 列木栓细胞，有时脱落；皮层较窄，韧皮部射线宽广，韧皮部束呈径向的窄条状，形成层成环；木质部导管稀疏排列，周围有木纤维及木化薄壁细胞；薄壁组织中散布有黏液细胞，内含草酸钙针晶束；薄壁细胞含淀粉粒，有时可见草酸钙簇晶。粉末呈淡红棕色，显微镜下观察可见淀粉粒极多，单粒圆柱形、长圆形、长卵形、肾形、扁三角形或菱形，小粒圆球形，有的两端尖，有的一端平截或一端狭尖，脐点及层纹均不明显，复粒少见；草酸钙针晶较多，散在或成束存在于黏液细胞中；草酸钙簇晶散在或存在于薄壁细胞中，棱角宽大；导管主为具缘纹孔导管，纹孔椭圆形或横向延长呈长梭形，排列成梯状或网状，纹孔口线形；木薄壁细胞长方形或一端倾斜，壁稍厚，连珠状；石细胞淡黄色，单个散在或 2～3 个相连，呈类圆形或长圆形，孔沟稀疏，胞腔内含黄棕色物；木纤维单个散在或与导管相连，多碎断，末端渐细尖，纹孔"人"字形或"十"字形；木栓细胞黄棕色，表面观呈类长方形或多角形，壁薄。

【生境分布】生于山坡、荒地、林下。恩施州各县（市）均有分布。

【化学成分】主要含黄酮类化合物如槲皮素及其糖苷，蒽醌类化合物如大黄素、大黄酚、大黄素甲醚等，酚酸类及其糖类如丹皮酚、α-生育酚、没食子酸、胡萝卜苷富马酸、棕榈酸、富马酸、三十烷酸、二十八烷酸、酒石酸等，三萜类化合物如齐墩果酸、羽扇豆醇等；此外，还含有微量木脂素类化合物。

【作　　用】有清热解毒、消痈散结、生肌止痛、凉血止血；常用于治疗痈肿疽疮、疔疮、瘰疬、水火烫伤、吐血、肠风便血等。

【性　　味】性微寒，味苦、甘。

八、包谷七（开口箭）

【别　　名】牛尾七、牛尾三七、开喉箭、老蛇莲、岩七。

【来　　源】为百合科开口箭属植物开口箭 *Tupistra chinensis* 的根茎。

【采收加工】全年均可采收，除去叶及须根，洗净，鲜用或切片晒干。

【植物形态】多年生草本。根茎长圆柱形，直径 1～1.5 cm，多节，绿色至黄色。叶基生，4～8 枚；叶片倒披针形、条状披针形、条形，长 15～65 cm，宽 1.5～9.5 cm，先端渐尖，基部渐狭；鞘叶 2 枚。穗状花序侧生，直立，密生多花，长 2.5～9 cm；苞片卵状披针形或披针形，有几枚无花苞片簇生花序顶端；花被短钟状，长 5～7 mm；裂片 6，卵形，长 3～5 mm，宽 2～4 mm，黄色或黄绿色，肉质；雄蕊 6，花丝基部扩大，有的彼此联合，上部分离，内弯，花药卵形；子房球形，3 室，花柱不明显，柱头钝三棱形，先端 3 裂。浆果球形，直径 8～10 mm，熟时紫红色，具 1～3 粒种子。花期 4—6 月，果期 9—11 月。

【药材性状】呈圆柱形，平直或微弯曲，长 5～22 cm，直径 0.4～2.2 cm。表面褐黄色，顶端残留部分膜质叶鞘。节部有环状皱纹，具须根痕。药材质地坚硬，其断面淡黄白色，中柱部分具分散的小点；气微，味微苦。

【鉴别要点】根茎横切片可见表皮 1 列椭圆形细胞，外被厚的黄色角质层；在节部表皮常为数列木栓细胞所代替；皮层宽，有限外韧型维管束数个排列成一环；薄壁细胞含淀粉粒，具有含针晶及细长柱晶的细胞，内皮层细胞 1 列，椭圆形，凯氏点明显，角质化；中柱宽广，周木型维管束散在，近内皮层有 1 列维管束为有限外韧型，与内皮层之间有 1～2 列中柱鞘样薄壁细胞；木质部木化，基本组织中含淀粉粒与晶体。根茎粉末为黄白色，略黏结，常见导管碎片，壁多孔纹与螺纹增厚，少见梯纹增厚。薄壁细胞类圆形；常见含晶细胞、针晶束、细长柱晶及方晶，有球形单粒淀粉粒，层纹不明显。

【生境分布】生长于山坡阴湿林下、溪沟边草丛中。恩施州各县（市）均有分布，在建始县、来凤县和利川市有少量栽培。

【化学成分】含开口箭皂苷元、薯蓣皂苷元、多糖及脂肪酸类。

【作　　用】有清热解毒、祛风除湿、散瘀止痛的作用；常用于治疗白喉、咽喉肿痛、风湿痹痛、跌打损伤、胃痛、痈肿疮毒及毒蛇、狂犬咬伤。

【性　　味】性寒，味苦、辛；有毒。

【备　　注】本品有毒，中毒时头痛、眩晕、恶心、呕吐，应立即停药抢救。

九、笔包七（筒鞘蛇菰）

【别　　名】鸡心七、文王一支笔、观音莲、黄药子、借母怀胎、儿子不离母。

【来　　源】为蛇菰科植物筒鞘蛇菰 *Balanophora involucrata* Hook. f. 的全草。

【采收加工】秋季采收，除去泥土、杂质，晒干或鲜用。

【植物形态】寄生草本，高 5～15 cm。根茎肥厚，近球形，不分枝或偶分枝，直径 2.5～5.5 cm，黄褐色，很少呈红棕色，表面密集颗粒状小疣瘤和浅黄色或黄白色星芒状皮孔，先端裂鞘 2～4 裂，长 1～2 cm。花茎长 3～10 cm，大部呈红色，很少呈黄红色；鳞状苞片 2～5 枚，轮生，基部联合呈鞘筒状，先端离生呈撕裂状，常包着花茎至中部。花雌雄异株（序）；花序均呈卵球形，长 1.4～2.4 cm，直径 1.2～2 cm；雄花较大；花被裂片卵形或短三角形，展开；聚药雄蕊无柄，呈扁盘状，花药横裂，基短梗；雌花子房卵圆形，具细长的花柱和子房柄；附属体倒圆锥形，先端截形或稍圆形。花期 7～8 月。

【药材性状】根茎近球形，不分枝或偶有分枝，表面粗糙，棕色或棕褐色，密被颗粒状小疣瘤和黄白色星芒状皮孔，具不规则皱纹，可见寄生的根或根痕，筒鞘多破碎；其上有 1～3 个花茎，深棕色，上端有断痕，或着生有花，花茎长 3～10 cm，易折断，断面较平坦；花序近球形或卵状椭圆形。气微，味涩。

【鉴别要点】根茎横切片可见表皮细胞 1 列，多破裂，类圆形，木栓化；皮层细胞数列或十数列，类圆形，薄壁细胞中充满类圆形或不规则性的蜡质块；中柱较大，维管束散列，薄壁细胞亦充满蜡质块，维管束周韧型或外韧型，具梯纹导管和螺纹导管。

【生境分布】生于海拔 1 000 m 以上的针叶林或针阔叶交林下，多寄生在杜鹃花根上。恩施州高山及二高山地区有分布，其中宣恩七姊妹山分布较广泛。

【化学成分】主要含三萜类、苯丙素类、甾醇类、鞣质类、黄酮类及其苷等。

【作　　用】有润肺止咳、行气健胃、清热利湿、凉血止血、补肾涩精；常用于治疗肺热咳嗽、脘腹疼痛、黄疸、痔疮肿痛、跌打损伤、咯血、月经不调、崩漏、外伤出血、头昏、遗精等。

【性　　味】性凉，味涩、微苦回甘。

【备　　注】恩施部分地区习惯将其同属植物蛇菰 *Balanophora fungosa* J. R. Forster et G. Forster 的全草、多蕊蛇菰 *Balanophora polyandra* 的全草

也作为笔包七使用。其中，蛇菰更为常见，作用相同；而多蕊蛇菰偏滋补，常用于血虚及出血诸证。蛇菰根茎呈扁球形，分枝或分裂成珊瑚状，表面粗糙，棕色，密被颗粒状小疣瘤，呈脑状皱褶，有3～10个花茎。多蕊蛇菰的根茎呈块茎状，常分枝，有纵纹，密被颗粒状小疣瘤和疏生皮孔；花茎深红色，鳞状苞片卵状长圆形，在花茎下部的旋生、在花茎上部的互生。

十、菜子七（白花碎米荠）

【别　　名】白花菜七、山芥菜。

【来　　源】为十字花科碎米荠属植物白花碎米荠 *Cardamine leucantha* (Tausch) O. E. Schulz 的根及根状茎。

【采收加工】秋季采挖，去泥土杂质及须根，晒干。

【植物形态】多年生草本，高30～100 cm。根状茎短而匍匐，着生多数须根和粗线状长短不一的匍匐枝，白色，横走，并有不定根。茎直立，单一，不分枝或有时上部有少数分枝，表面有细棱，密被短绵毛或柔毛。奇数羽状复叶；基生叶具较长叶柄；小叶2～3对，顶生小叶长卵状披针形，长约3.5 cm，宽1～2 cm，先端渐尖，边缘具不整齐钝齿，基部楔形，侧生小叶与顶生小叶相似，但通常无柄；茎上部叶有小叶1～2对，小叶片宽披针形，较小；全部小叶均被短柔毛，尤以下面毛最多。总状花序顶生，分枝或不分枝，花梗、花轴上均有毛；萼片4，椭圆形，边缘膜质，外面有毛；花瓣4，白色，长圆状楔形或近倒卵形；雄蕊6,4长2短，长雄蕊长4～5.5 mm，短雄蕊长3～5 mm，基部有一半环形侧生蜜腺包围；雌蕊1，子房与花柱等长，均被柔毛，柱头扁球形，比花柱显著扩大。长角果线形，长1～2 cm，具宿存花柱，果瓣具散生毛。种子圆球形或近椭圆形，栗褐色，边缘具狭翅或无翅。花期4—7月，果期7—8月。

【药材性状】根及根状茎呈长圆柱形，略弯曲，中间膨大，两端较细。表面黄白色或淡黄棕色，有细纵皱纹及多数交互排列的叶痕凸起，周围具较多细小的须根痕。质脆，易折断，断面平坦，粉性。气微，味淡。

【鉴别要点】根茎横切面可见木栓细胞由2～3列扁平的木化细胞组成，木栓层内侧散有单个或2～3个成群的小型类圆形或类方形石细胞。皮层较窄，薄壁细胞类圆形。维管束外韧型，形成层不明显，木质部由导管和木薄壁细胞组成；在维管束内外两侧包被有石细胞群带。髓部较发达，由类圆形薄壁细胞填充，薄壁细胞中充满淀粉粒，髓腔中可见维管束或石细胞群。

【生境分布】生于海拔200～2 000 m的林区路旁、山坡灌木林下、沟边及湿草地。恩施州各县（市）均有分布。

【化学成分】主要含甾醇类、香豆素类、吲哚类、氨基酸类化合物，并含大量微量元素如钾、硒、钙、镁等。

【性　　味】性平，味甘、麻辣。

【作　　用】有化痰止咳、活血止痛的作用；常用于治疗百日咳、慢性支气管炎、月经不调、跌打损伤等。

【备　　注】同属植物大叶碎米荠 *Cardamine macrophylla* Willd. 的根茎在恩施少数地区也作为菜子七使用。其植株高 35～65 cm，根状茎粗壮，通常匍匐，其上密生须根。茎粗壮，直立，不分枝，表面有沟棱，近于无毛。茎生叶有小叶 4～5 对，有时 3～6 对；顶生小叶与侧生小叶相似，卵状披针形、宽披针形或狭披针形，长 5～10 cm，宽 1～3 cm，顶端渐尖或长渐尖，边缘有不整齐的锯齿或钝锯齿；顶生小叶基部楔形，无小叶柄；侧生小叶基部不等，下延成翅状；小叶片薄纸质，两面散生短柔毛或有时均无毛；叶柄长 1.5～6.5 cm。总状花序多花，花梗长 6～12 mm；萼片绿色或淡紫色，长卵形，长5～7 mm，顶端钝，边缘膜质，外面有毛或无毛，内轮萼片基部囊状；花瓣紫色、淡紫色或紫红色，长椭圆状楔形或倒卵楔形，长 8～14 mm，顶端圆，花丝扁平而显著扩大；雌蕊花柱短，柱头扁球形。长角果条形而微扁，长 3～4 cm，宽约 3 mm，果瓣有时带紫色，疏生短柔毛或无毛；果梗直立展，长1～2 cm，有短柔毛。种子椭圆形，长约 3 mm，褐色。花期 4—7 月，果期6—8 月。该品种除止咳化痰外，更具有止泻的作用，常用于小儿腹泻。

十一、菖蒲七（剑叶虾脊兰）

【别　　名】背脊其、九子莲。

【来　　源】为兰科植物剑叶虾脊兰 *Calanthe davidii* Franch. 的假鳞茎和根。

【采收加工】夏季采挖，洗净鲜用或晒干。

【植物形态】植株高 50～75 cm。茎极短，基部被数枚鞘状叶。叶近基生，剑形或带形，连叶柄长达 65 cm，宽 1～2.5 cm，先端急尖，基部通常具长柄。花葶出自叶丛外围的叶腋，直立，粗壮，高可达 110 cm；总状花序长 8～19 cm，密生多数花；花序轴和子房被短柔毛；花苞片狭披针形，长于子房和花梗，草质，反折；花小，淡黄色、白色或有时紫色；萼片椭圆形，长 5～7 mm，宽约 4 mm，先端急尖，具 5 脉；花瓣等长于萼片，狭椭圆状披针形，宽 1.8～2.2 mm，基部收狭为爪，具 3 脉，无毛；唇瓣 3 裂，侧裂片近卵圆形或长圆形，中裂片先端 2 裂，裂片呈钝角叉开，先端钝；唇盘上表面具 3 条鸡冠状褶片，等长或中间 1 条较长的褶片通常位于两侧裂片之间，有时延伸到中裂片的顶端；唇瓣与整个合蕊柱连生，合蕊柱短，长约 3 mm，花粉块近梨形，大小相等，长约 1 mm，距圆筒形，镰刀状弯曲，长 5～6 mm，外面疏生毛，内面毛较密。花期 6—7 月，果期 7—9 月。

【生境分布】生长在海拔 600～1 700 m 的山坡林下、沟边或山谷。主要分布于鹤峰、宣恩、咸丰和巴东等县（市），有少量园林栽培。

【化学成分】含有挥发油、氨基酸、多糖、皂苷、鞣质、酚类、黄酮类、蒽醌等物质。

【性　　味】性冷，味甜、淡。

【作　　用】有赶水消肿、清热解毒、散瘀止痛、止咳的作用；常用于治疗劳伤、咽喉肿痛、牙痛、脘腹疼痛、腰痛、关节痛、跌打损伤、瘰疬疮疡、毒蛇咬伤及水肿病。

【备　　注】在恩施部分地区也将同属植物流苏虾脊兰 Calanthe alpina 作为菖蒲七使用。其植株高 20～50 cm。茎短，基部被数枚鞘状叶。叶基生，叶片椭圆形、长圆状卵形或倒卵状椭圆形，长 12～30 cm，宽 4～6 cm，先端急尖或锐尖，基部收窄成为叶柄。花葶从叶丛中长出，高出叶；总状花序具多数或少数花，花序轴略被柔毛；花苞片披针形，长约 15 mm，比花梗和子房短；花紫红色；萼片卵状披针形，长 1.5～2 cm，宽约 6 mm；先端长渐尖；侧萼片较中萼片略窄；花瓣卵状披针形，比萼片短而窄，先端渐尖。唇瓣近扇形，不裂，伸展，前部边缘流苏状，先端微凹，其凹缺处具短尖；长圆筒形，伸直，长 2～3.5 cm；子房略弧曲，略被柔毛。蒴果倒卵状椭圆形，具纵肋。花期 7 月，果期 7—8 月。

十二、地胆七（青牛胆）

【别　　名】金果榄、地苦胆、金莲胆、九龙胆、九莲胆。

【来　　源】为防己科植物青牛胆 Tinospora sagittata（Oliv.）Gagnep. 的干燥块根。

【采收加工】秋、冬两季采挖，除去须根，洗净，晒干。

【植物形态】草质缠绕藤本，具连珠状块根，膨大部分常为不规则球形，黄色；枝纤细，有条纹，常被柔毛。叶纸质至薄革质，披针状箭形或有时披针状戟形，很少卵状或椭圆状箭形，长 7～15 cm，有时达 20 cm，宽 2.4～5 cm；先端渐尖，有时尾状，基部弯缺常很深；后裂片圆、钝或短尖，常向后伸，有时向内弯以至两裂片重叠，很少向外伸展；通常仅在脉上被短硬毛，有时上面或两面近无毛；掌状脉 5 条，连同网脉均在下面凸起；叶柄长 2.5～5 cm 或稍长，有条纹，被柔毛或近无毛。花序腋生，常数个或多个簇生，聚伞花序或分枝成疏花的圆锥状花序，长 2～10 cm，有时可至 15 cm 或更长，总梗、分枝和花梗均丝状；小苞片 2，紧贴花萼；萼片 6，或有时较多，常大小不等，最外面的小，常卵形或披针形，长仅 1～2 mm；内面的明显较大，阔卵形至倒卵形，或阔椭圆形至椭圆形，长可达 3.5 mm；花瓣 6，肉质，常有爪，瓣片近圆形或阔倒卵形，很少近菱形，基部边缘常反折，长 1.4～2 mm；雄蕊 6，与花瓣近等长或稍长；雌花萼片与雄花相似；花瓣楔形，长 0.4 mm 左右；退化雄蕊 6，常棒状或其中 3 个稍阔而扁，长约 0.4 mm；心皮 3，近无毛。核果红色，近球形；果核近半球形，宽 6～8 mm。花期 4 月，果期秋季。

【药材性状】呈不规则圆块状，长 5～10 cm，直径 3～6 cm。表面棕黄色或淡褐色，粗糙不平，有深皱纹。质坚硬，不易击碎、破开，横断面淡黄白色，导管束略呈放射状排列，色较深。气微，味苦。

【鉴别要点】块根横切面可见木栓层为数至 10 余列细胞，皮层狭窄，中柱鞘为由 2～4 列石细胞组成的环带，石细胞含草酸钙方晶；韧皮部较窄，四周被木纤维包围；射线宽阔；薄壁细胞含淀粉粒。粉末为黄白色或灰白色，显微镜下可见石细胞众多，淡黄色或黄色，类长方形或多角形，壁多三面增厚，胞腔内含草酸钙方晶；草酸钙方晶呈方形或长方形；木栓细胞黄棕色或金黄色，表面观呈多角形，微木化；淀粉粒甚多，类球形、盔帽形或多角状圆形，脐点"人"字形、短弧状或点状；复粒由 2～5 分粒组成。

【生境分布】生长在海拔 500～1 500 m 的山坡密林或岩石缝中。宣恩、利川、咸丰、巴东、恩施、鹤峰等县（市）均有分布。

【化学成分】主要含尖防己碱、β-蜕皮甾酮、金果榄苷、非洲防己碱、药根碱、防己碱、古伦宾、巴马土宾、异古伦宾、巴马汀、20β-羟基蜕皮激素、20β-羟基蜕皮激素-2-O-β-葡萄糖苷、棕榈酸、β-谷甾醇等。

【作　　用】有赶毒清热、清喉利咽、止痛散结的作用；常用于治疗咽喉肿痛、痈疽疔毒、泄泻、痢疾、脘腹疼痛等。

【性　　味】性寒，味苦。

十三、恶鸡七（蓟）

【别　　名】大蓟、大刺儿菜、山萝卜、地萝卜。

【来　　源】为菊科蓟属植物蓟 Cirsium japonicum Fisch. ex DC. 的全株。

【采收加工】夏、秋两季花开时采割地上部分，除去杂质，晒干。

【植物形态】多年生草本，块根纺锤状或萝卜状，直径可达 7 mm。茎直立，30～80 cm，分枝或不分枝，全部茎枝有条棱，被稠密或稀疏的多细胞长节毛，接头状花序下部灰白色，被稠密绒毛及多细胞节毛。基生叶较大，有柄，叶片倒披针形或倒卵状椭圆形，长 8～20 cm，宽 2.5～8 cm，羽状深裂或几全裂，基部渐狭成短或长翼柄，柄翼边缘有针刺及刺齿；侧裂片 6～12 对，中部侧裂片较大，向上及向下的侧裂片渐小，全部侧裂片排列稀疏或紧密，卵状披针形、半椭圆形、斜三角形、长三角形或三角状披针形，宽狭变化极大，或宽达 3 cm，或狭至 0.5 cm，边缘有稀疏大小不等的小锯齿，或锯齿较大而使整个叶片呈现较为明显的二回状分裂状态，齿顶针刺长可达 6 mm，短可至 2 mm，齿缘针刺小而密或几无针刺；顶裂片披针形或长三角形。自基部向上的叶渐小，与基生叶同形并等样分裂，但无柄，基部扩大半抱茎。全部茎叶两面同色，绿色，两面沿脉有稀疏的多细胞长或短节毛或几无毛。头状花序直立，少有下垂，少数生茎端而花序极短，不呈明显的花序式排列，少有头状花序单生茎端；总苞钟状，直径约 3 cm；总苞片约 6 层，覆瓦状排列，向内层渐长，外层与中层卵状三角形至长三角形，长 0.8～1.3 cm，宽 3～3.5 mm，顶端长渐尖，有长 1～2 mm 的针刺，内层披针形或线状披针形，长 1.5～2 cm，宽 2～3 mm，顶端渐尖呈软针刺状；全部苞片外面有微糙毛并沿中肋有黏腺；小花红色或紫色，长 2.1 cm，檐部长 1.2 cm，不等 5 浅裂，细管部长 9 mm。冠毛浅褐色，多层，基部联合成环，整体脱落；冠毛刚毛长羽毛状，长达 2 cm，内层向顶端纺锤状扩大或渐细。瘦果压扁，偏斜楔状倒披针状，长 4 mm，宽 2.5 mm，顶端斜截形。花果期 4—11 月。

【药材性状】茎呈圆柱形，基部直径可达 1.2 cm；表面绿褐色或棕褐色，有数条纵棱，被丝状毛；断面灰白色，髓部疏松或中空。叶皱缩，多破碎，完整叶片展平后呈倒披针形或倒卵状椭圆形，羽状深裂，边缘具不等长的针刺；上表面灰绿色或黄棕色，下表面色较浅，两面均具灰白色丝状毛。头状花序顶生，球形或椭圆形，总苞黄褐色，羽状冠毛灰白色。气微，味淡。块根呈长圆锥形，或微弯曲，表面黑褐色，具细密纵纹，有时有屈曲纵槽；顶端和根茎相连部分带纤维性，末端细瘦部分通常切除，长 6～10 cm，直径 5～15 mm。质稍硬而脆，折断面较整齐，黄白色，略带颗粒状。以粗壮、无须根和芦头者为佳。

【鉴别要点】根的横切面可见表皮细胞壁木栓化，有时脱落；皮层较宽，紧靠内皮层处有类圆形分泌道，较密地排列成环；内皮层明显；韧皮部较窄；形成层断续成环；木质部射线较宽，导管少数，放射状排列，周围常伴有木纤束髓；薄壁细胞含菊糖。叶表面观可见上表皮细胞多角形，下表皮细胞类长方形，垂周壁波状弯曲；气孔不定式或不等式，副卫细胞 3～5 个；非腺毛 4～18 个细胞，顶端细胞细长而扭曲，壁具交错的角质纹理。

【生境分布】多生长在山坡、路旁、林缘和草丛中。恩施州各县（市）均有分布。

【化学成分】主要含粗毛豚草素、芹菜素、木犀草素、柳穿鱼叶苷、田蓟苷、胡萝卜苷、丁香苷、蒙花苷、槲皮素、香叶木素、蓟黄素、柳穿鱼黄素、豆甾醇、3-O-β-D-吡喃葡萄糖苷、香树脂醇、乙酸香树脂醇、榄香烯、香柠檬烯、去氢白菖烯、十五烯、香附子烯、单紫衫烯、二氢紫衫烯、四氢紫衫烯、六氢紫衫烯、络石苷、咖啡酸、绿原酸、木质素酸、对香豆酸、β-谷甾醇等。

【作　用】有赶火赶毒、清热止血、散结消肿的作用；常用于治疗衄血、吐血、尿血、便血、崩漏、外伤出血、痈肿疮毒。

【性　味】性凉，味甘、苦。

【备　注】①其同属植物刺儿菜 *Cirsium arvense* var. *integrifolium* C. Wimm. et Grabowski 在恩施部分地区也作为恶鸡七使用。其茎圆柱状，常折断，微带紫棕色，表面有柔毛及纵棱；质硬，断面纤维状，中空。叶片多破碎不全，皱缩而卷曲，暗黄绿色，两面均有白色丝状毛，全缘或微波状，有金黄色的刺。头状花序顶生，总苞钟状，苞片黄绿色，5～6列，线形至披针形，花冠有时已不存，冠毛羽毛状。根呈长圆柱状，下部浅细，表面土棕色，有纵棱，着生许多细长须根。其作用与恶鸡七相似，但无消肿之功，应注意区分。②菊科飞廉属植物飞廉 *Carduus crispus* L. 在恩施部分地区也作为恶鸡七使用。其茎直立，具纵条棱，并附有绿色的翼，翼有刺齿。下部叶椭圆状披针形，羽状深裂，裂片的边缘具刺，上面绿色，具细毛或近于光滑，下面初具蛛丝状毛，后渐变光滑。头状花序2～3个，着生于枝端；总苞钟形，苞片多层，外层较内层逐渐变短，中层苞片线状披针形，先端长尖呈刺状，向外反曲，内层苞片线形，膜质，稍带紫色。花全部为管状花，两性，紫红色，花管先端5裂；雄蕊5，花药合生；雌蕊1，花柱细长，柱头2裂。瘦果长椭圆形，顶端平截，基部收缩，冠毛白色或灰白色，呈刺毛状。其作用偏于清热利湿、祛风止痛、凉血散瘀，常用于治疗风热感冒、头风眩晕、风热痹痛、皮肤刺痒、尿路感染、乳糜尿、尿血、带下、跌打瘀肿、疔疮肿毒、水火烫伤。③其同属植物野蓟 *Cirsium maackii* Maxim. 在恩施部分地区也作为恶鸡七使用，其与本品极为相似，区别在于野蓟叶下面有白色密蛛丝状毛。仅在恩施318国道附近散在分布，不常见。

十四、防风七（黄水枝）

【别　名】紫背金钱、水前胡、黄小枝、水黄连、博落。

【来　源】为虎耳草科黄水枝属植物黄水枝 *Tiarella polyphylla* D. Don 的带根全草。

【采收加工】夏季采挖，洗净，晒干。

【植物形态】多年生草本，高 20～40 cm。根状茎细长，深褐色，具多数须根。茎直立，不分枝，具纵条棱，被白色粗毛。单叶，基生和茎生，基生叶具长柄，被长毛；叶片心形，常 5 浅裂，先端急尖，基部心形，边缘具不整齐的锯齿，齿端具小突尖，表面疏被短伏毛，背面沿脉被长柔毛；茎生叶 2～3 枚，较小，具短柄。总状花序长 8～25 cm，顶生和腋生，被短柔毛，疏生多数花；花小，稍下垂，花梗长达 1 cm，密被短腺毛；萼片在花期直立，卵形，长约1.5 mm，先端稍渐尖，外面和边缘具腺毛，3 至多脉；花瓣 5，白色，披针形，较萼片稍长；雄蕊 10，伸出花冠之外；花丝钻形；心皮 2，不等大，下部合生，上部分离，花柱 2。蒴果裂片不等长，具尾尖；种子黑褐色，椭圆形，长约 1 mm。花期 6—9 月，果期 7—11 月。

【药材性状】根茎呈细圆柱形，直径 3～6 mm。表面褐色，具多数黄褐色鳞片及须根。茎细，圆柱形，有纵沟纹，长 22～24 mm，直径 3～6 mm，灰绿色，被白色柔毛。叶多破碎，基生叶卵圆形或心形，长 2～8 cm，宽 2.2～11 cm，先端急尖，基部心形，边缘具不整齐钝锯齿和腺毛，上面疏被腺毛，叶柄长5～15 cm，被长柔毛和腺毛；茎生叶较小，掌状脉 5 出，较明显，叶柄短。有时可见枝端有总状花序，密生腺毛；有的可见蒴果，长约 1 cm，具 2 角。气微，味苦。

【鉴别要点】粉末为灰绿色，显微鉴别可见非腺毛 1～6 个细胞，腺毛头部 1～8 个细胞，腺鳞较少，头部 8 个细胞；气孔多为不定式，副卫细胞 5～8 个；纤维壁厚，纹孔及孔沟不明显；导管主要为网纹导管和螺纹导管，薄壁细胞中含有草酸钙簇晶，棱角宽钝或尖。

【生境分布】生长于海拔 1 280～3 800 m 的林下、灌丛或阴湿处。恩施州各县（市）均有分布，其中建始县龙坪乡分布较广泛。

【化学成分】含有黄酮类化合物如槲皮素、杨梅素、芦丁等；有机酸如没食子酸、原儿茶素、脂肪酸等；三萜类化合物如齐墩果酸等。

【作　　用】有清热解毒、活血祛瘀、消肿止痛的作用；常用于治疗咳嗽气喘、耳聋、痈疖肿毒、跌扑损伤等。

【性　　味】性寒，味苦。

十五、蜂子七（三叶委陵菜）

【别　　名】地蜂子、金凤头、单兵救主、三片风、地蜘蛛。

【来　　源】为蔷薇科植物三叶委陵菜 *Potentilla freyniana* Bornm. 的根及根茎。

【采收加工】夏、秋两季采挖，根除去茎叶、须根和泥土，晒干。

【植物形态】多年生草本，有纤匍枝或不明显。根分枝多，簇生。花茎纤细，直立或上升，高 8～25 cm，被平铺或开展疏柔毛。基生叶掌状三出复叶，连叶柄长 4～30 cm，宽 1～4 cm；小叶片长圆形、卵形或椭圆形，顶端急尖或圆钝，基部楔形或宽楔形，边缘有多数急尖锯齿，两面绿色，疏生平铺柔毛，下面沿脉较密；茎生叶 1～2，小叶与基生叶小叶相似，唯叶柄很短，叶边锯齿减少；基生叶托叶膜质，褐色，外面被稀疏长柔毛，茎生叶托叶草质，绿色，呈缺刻状锐裂，有稀疏长柔毛。伞房状聚伞花序顶生，多花，松散，花梗纤细，长 1～1.5 cm，外被疏柔毛；花直径 0.8～1 cm；萼片三角卵形，顶端渐尖，副萼片披针形，顶端渐尖，与萼片近等长，外面被平铺柔毛；花瓣淡黄色，长圆倒卵形，顶端微凹或圆钝；花柱近顶生，上部粗，基部细。成熟瘦果卵球形，直径 0.5～1 mm，表面有显著脉纹。花果期 3—6 月。

【药材性状】根茎呈不规则的纺锤形或长圆形而微弯，长 1.5～4 cm，直径 5～12 mm。表面灰褐色，粗糙，有不规则的皱缩和突起的根痕及细须根，上端有叶柄的残基或叶柄茎痕，被有柔毛，形似马蜂。质坚硬，不易折断，切断面颗粒状，淡棕红色，中央色较深，在放大镜下观察，可见白色细小结晶。味苦而涩，气微。

【鉴别要点】根茎横切面可见木栓层为 10 余列细胞，淡棕黄色；皮层狭窄，4～10 余列细胞；多见韧皮部筛群；形成层呈环状；木质部导管数个或 10 余个成群，射线较宽，髓部发达；薄壁细胞含淀粉粒，有的含草酸钙簇晶。根横切面可见木栓层为数列细胞，皮层狭窄，内皮层较特殊，有 2 层，其中间隔有 2 层薄壁细胞，凯氏点明显；中柱鞘为 1 列薄壁细胞，韧皮部较宽，可见筛管群，形成层呈环；木质部导管较少，呈放射状排列，髓部小；薄壁细胞含淀粉粒及草酸钙簇晶。粉末为淡黄棕色，显微观察可见淀粉粒众多，单粒类圆形，脐点点状、裂缝状或飞鸟状，层纹不明显；复粒由 2～4 分粒组成；可见梯纹和网纹导管、草酸钙簇晶；此外，有木栓细胞及非木化的薄壁细胞。

【生境分布】生于向阳山坡的林边、路旁。恩施州各县（市）均广泛分布。

【化学成分】主要含儿茶素、没食子酸、β-谷甾醇、胡萝卜苷、齐墩果酸、乌苏酸、牡荆素、橙皮苷、金丝桃苷、槲皮素、鼠李素、异鼠李素、杨梅素、山奈酚等。

【作　　用】有赶火败毒、敛疮止血、散瘀止痛的作用；常用于治疗咳喘、痢疾、肠炎、痈肿疔疮、烧伤、烫伤、口舌生疮、骨髓炎、骨结核、瘰疬、痔疮、毒蛇咬伤、崩漏、月经过多、产后出血、外伤出血、胃痛、牙痛、胸骨痛、腰痛、跌打损伤等。

【性　　味】性微寒，味苦、涩。

【备　　注】①在恩施部分地区以本品的全草入药，作用运用同根。②在恩施部分地区将其同属植物中华三叶委陵菜 *Potentilla freyniana* Bornm. var. *sinica* Migo 的根也作为蜂子七使用，其与本品的区别在于茎和叶柄上柔毛较密，小叶两面被开展柔毛或微开展柔毛，尤其沿脉较密，小叶片菱状卵形或宽卵形，边缘具圆钝锯齿，花茎或纤匐枝上托叶卵圆形且全缘，极稀先端2裂，花果期4—5月。药材性状和作用与本品相似。

十六、抚芎七（川芎）

【别　　名】芎䓖、贯芎、生川军。

【来　　源】为伞形科植物川芎 *Ligusticum sinense* 'Chuanxiong' 的根茎。

【采收加工】夏季当茎上的节盘显著突出并略带紫色时采挖，除去泥沙，晒后烘干。

【植物形态】多年生草本，高 40～60 cm。根茎发达，形成不规则的结节状拳形团块，具浓烈香气。茎直立，圆柱形，具纵条纹，上部多分枝，下部茎节膨大呈盘状（苓子）。茎下部叶具柄，柄长 3～10 cm，基部扩大成鞘。叶片轮廓卵状三角形，长 12～15 cm，宽 10～15 cm，三至四回三出式羽状全裂；羽片4～5对，卵状披针形，长 6～7 cm，宽 5～6 cm；末回裂片线状披针形至长卵形，长 2～5 mm，宽 1～2 mm，具小尖头；茎上部叶渐简化。复伞形花序顶生或侧生；总苞片 3～6，线形，长 0.5～2.5 cm；伞辐 7～24，不等长，长 2～4 cm，内侧粗糙；小总苞片 4～8，线形，长 3～5 mm，粗糙；萼齿不发育；花瓣白色，倒卵形至心形，长 1.5～2 mm，先端具内折小尖头；花柱基圆锥状，花柱 2，长 2～3 mm，向下反曲。幼果两侧扁压，长 2～3 mm，宽约 1 mm；背棱槽内油管 1～5，侧棱槽内油管 2～3，合生面油管 6～8。花期 7—8 月，幼果期 9—10 月。

【药材性状】为不规则结节状拳形团块，直径 2～7 cm。表面灰褐色或褐色，粗糙皱缩，有多数平行隆起的轮节，顶端有凹陷的类圆形茎痕，下侧及轮节上有多数小瘤状根痕。质坚实，不易折断，断面黄白色或灰黄色，散有黄棕色的油室，形成层环呈波状。气浓香，味苦、辛，稍有麻舌感，微回甜。

【鉴别要点】横切面可见木栓层为 10 余列细胞；皮层狭窄，散有根迹维管束，其形成层明显。韧皮部宽广，形成层环波状或不规则多角形；木质部导管多角形或类圆形，大多单列或排成 V 形，偶有木纤维束；髓部较大，薄壁组织中散有多数油室，类圆形、椭圆形或形状不规则，淡黄棕色，靠近形成层的油室小，向外渐大；薄壁细胞中富含淀粉粒，有的薄壁细胞中含草酸钙晶体，呈类圆形团块或类簇晶状。粉末为淡黄棕色或灰棕色，显微镜下观察可见淀粉粒较多，单粒椭圆形、长圆形、类圆形、卵圆形或肾形，脐点点状、长缝状或人字状，偶见复粒，由2～4分粒组成；草酸钙晶体存在于薄壁细胞中，呈类圆形团块或类簇晶状；木栓细胞深黄棕色，表面观呈多角形，微波状弯曲。油室多已破碎，偶可见油室碎片，分泌细胞壁薄，含有较多的油滴；导管主要为螺纹导管，亦有网纹导管及梯纹导管。

【生境分布】巴东、建始、恩施、咸丰等县（市）有少量栽培。

【化学成分】主要含挥发油类成分如川芎嗪、藁本内酯、丁基酞内酯、丁烯基酞内酯、蛇床内酯、新蛇床内酯、欧当归内酯A、川芎内酯A、川芎内酯B、藁本内酯苷A、藁本内酯苷B、洋川芎内酯O、洋川芎内酯P、桉叶二烯、松油烯、香桧烯、月桂烯等。

【作　　用】有活血行气、祛风止痛的作用；常用于治疗胸痹心痛、胸胁刺痛、跌扑肿痛、月经不调、经闭痛经、癥瘕腹痛、头痛、风湿痹痛。

【性　　味】性温，味辛。

【备　　注】①其同属植物茶芎 *Ligusticum sinense* Oliv. cv. Chaxiong Mss. 的根茎在恩施部分地区也作为抚芎七使用，又名大叶川芎，其原植物形态与药材性状与川芎很近似；与本品的主要区别在于茶芎叶的末回裂片较宽，根茎呈结节状团块，表面灰黄色至黄褐色，瘤状突起的茎痕上有密集的环纹；其作用、使用量与本品相似。②其同属植物东川芎 *Cnidium officinale* Makino 的根茎在恩施部分地区也作为抚芎七使用，与本品的主要区别在于表面呈灰褐色至暗褐色，粗糙，形似钟乳石；小块茎圆锥形、长圆形或长圆柱形，具多数平行隆起的轮节，顶部圆钝或平；小块茎易于从块茎上掰下；块茎断面灰白色或黄白色，有错综纹理，显油性；具有特异香气，味苦，辛。

十七、隔消七（隔山消）

【别　　名】隔山撬、白首乌。

【来　　源】为萝藦科植物隔山消 *Cynanchum wilfordii* （Maxim.）Hemsl. 或牛皮消 *Cynanchum auriculatum* Royle ex Wight 的块根。

【采收加工】秋季采收，洗净，切片，晒干。

【植物形态】隔山消：多年生草质藤本，茎被单列毛。根肉质，块状或近纺锤形，长约10 cm，直径约2 cm，灰褐色。叶对生，薄纸质，卵形，长5～6 cm，宽2～4 cm，先端短渐尖，基部耳垂状心形，全缘，两面被短柔毛，基脉3～4条，呈放射状；叶柄长1.2～3.6 mm，有短柔毛。伞房状聚伞花序腋生，有花15～20朵，花序梗被单列毛；花萼5深裂，裂片披针形，外面被短柔毛；花冠淡黄色，辐射状，5 深裂，裂片短圆形，外面无毛，内面被长柔毛；副花冠 5 枚，裂片近四方形，顶端截形，基部渐狭，比合蕊柱短；花粉块每室 1 个，下垂。蓇葖果单生，刺刀状，长约 12 cm，直径 1 cm；种子卵形，顶端具白绢质种毛。花期 9—10 月，果期 10—11 月。

牛皮消： 蔓性半灌木，宿根肥厚，呈块状。茎圆形，被微柔毛。叶对生，膜质，被微毛，宽卵形至卵状长圆形，长 4～12 cm，宽 4～10 cm，顶端短渐尖，基部心形。聚伞花序伞房状，着花 30 朵；花萼裂片卵状长圆形；花冠白色，辐状，裂片反折，内面具疏柔毛；副花冠浅杯状，裂片椭圆形，肉质，钝头，在每裂片内面的中部有 1 个三角形的舌状鳞片；花粉块每室 1 个，下垂；柱头圆锥状，顶端 2 裂。蓇葖双生，披针形，长 8 cm，直径 1 cm；种子卵状椭圆形；种毛白色绢质。花期 6—9 月，果期 7—11 月。

【药材性状】隔山消： 块根呈不规则的团块或纺锤形，长 5～10 cm，直径 1～3.5 cm，表面灰黄色或黄棕色，皱缩而有整齐的纵沟及纵纹或微细横纹；皮孔横长，可见须根痕。质坚，不易折断，断面黄白色或淡黄棕色，显粉性。气微，味淡而苦涩，有刺喉感。

牛皮消： 块根呈长圆锥形或长纺锤形，稍弯曲略呈节状，表面浅棕色，具纵皱纹；皮孔横长，栓皮脱落处浅黄色，具网状纹理。质硬而脆，断面平坦，类白色，粉性，黄色放射状纹理。气微，味微甘而后苦。

【鉴别要点】隔山消： 粉末为黄棕色，显微镜下可见石细胞较多，单个散在或数个成片，黄色，呈长方形、类多角形，孔沟明显；乳汁管多破碎；淀粉粒较多，单粒类圆形、长椭圆形、卵形或肾形，脐点点状；导管为具缘纹孔或网状具缘纹孔导管；草酸钙簇晶极多，单个散在或含晶细胞成群或纵向排列。

牛皮消： 粉末为浅棕色，显微镜下可见石细胞单个散在或成群，鲜黄色，孔沟较细密；乳管较多，无节，管内充满灰色分泌物；淀粉粒极多，单粒类圆形、长圆类卵形，脐点点状或梭形，复粒有 2～3 分粒；导管为具缘纹孔或梯网状具缘纹孔；草酸钙簇晶较少，单个散在，形状不规则，棱角稍钝。

【生境分布】 生于海拔 800～1 300 m 的山坡、山谷或灌木丛中、路边草地。主要分布在建始、恩施等县（市）。

【化学成分】 主要含 C21 甾体酯苷类化合物如告达庭、萝藦苷元、β-谷甾醇、β-胡萝卜苷等；此外，还含有少量多糖和苯酮类化合物如鼠李糖、阿拉伯糖、白首乌二苯酮等。

【作　　用】 有赶食消滞、解毒利湿、活血养血、补肾强骨的作用；常用于治疗饮食停滞、脾虚泻泄、食欲不振、胃痛、腹痛、脘腹胀满、水肿、白带、痈肿疮毒、产后乳汁稀少等。

【性　　味】 性温，味甘、微苦。

十八、狗脚七（花莛乌头）

【别　　名】笋尖七、活血莲、鞘叶乌头、花葶乌头。

【来　　源】为毛茛科乌头属植物花莛乌头 *Aconitum scaposum* Franch. 的块根。

【采收加工】夏秋季采挖，洗净，晒干或切片晒干。

【植物形态】多年生草本，高 35～65 cm。根近圆柱形，茎直立，稍密被反曲的淡黄色短毛。叶互生，基生叶 3～4，有长柄，柄长 13～40 cm，基部有鞘；叶片肾状五角形，长 5.5～11 cm，宽 8.5～22 cm，基部心形，3 裂稍超过中部，中央裂片倒梯状菱形，急尖，稀渐尖，不明显 3 浅裂，边缘有粗齿，侧裂片斜扇形，不等 2 浅裂，两面有短伏毛；茎生叶小，叶柄鞘状。总状花序有 15～40 朵花；苞片披针形或长圆形，花梗长 1.4～3.4 cm，有开展的淡黄色长毛；小苞片生于花梗基部。花两性，两侧对称；萼片 5，花瓣状，蓝紫色，外面疏被开展的微糙毛，上萼片圆筒形，高 1.3～1.8 cm，外缘近直，与向下斜展的下缘形成尖；花瓣 2，距比瓣片长 2～3 倍，拳卷，疏被短毛或无毛；雄蕊多数，无毛；心皮 3，疏被长毛。蓇葖果长 0.8～1.3 cm。种子多数，倒卵形，长约 1.5 mm，密生横狭翅。花期 8—9 月，果期 9—10 月。

【药材性状】呈不规则圆柱形，有时分枝，长 5～10 cm，直径 0.5～1 cm。表面黑棕色，有多数纵、横皱纹及须根痕。质坚硬，不易折断，断面不平坦。气微，味辛、苦、微麻。

【鉴别要点】块根横切面可见后生皮层为 4～5 列棕色木栓化细胞；皮层细胞 6～7 列，切向长条状或不规则形；内皮层细胞凯氏点明显。上、中、下段均为单一管状中柱。初生韧皮纤维群 10 余束排列成一轮，每束有 10～20 个纤维；筛管群近形成层处较明显。形成层环状。木质部束有导管 5～10 列，径向排列；中央髓部为薄壁组织。粉末棕褐色，显微观察可见淀粉粒细小，类圆形或类三角形；脐点明显，人字形或一字形。

【生境分布】生于海拔 1 200～2 000 m 的山地沟谷或林中阴湿处。分布于恩施州高山及二高山地区，在建始楂树坪、利川佛宝山等均有分布。

【化学成分】主要含生物碱类化学成分如花葶乌头宁、花葶乌头碱、*N* - 去乙酰花葶乌头碱等。

【性　　味】性温，味麻辣、苦；有小毒。

【作　　用】有赶气活血、调经止痛的作用；常用于治疗胃脘冷痛、月经不调、跌打损伤、骨折肿痛、风湿痹痛和无名肿毒等。

【备　　注】其同属植物聚叶花莛乌头 *Aconitum scaposum* Franch. var.

vaginatum（Pritz.）Rapaics 在恩施部分地区也作为狗脚七使用。其形态与本品相近，主要区别在于聚叶花葶乌头茎生叶 3～5 枚，最下部的茎生叶距茎基部 6～20 cm，其他茎生叶在花序之下密集，有发育的叶鞘，最上部的 1～3 枚叶的叶片极小，长 0.5～2 cm，或完全退化；萼片紫色，偶为黄色。

十九、拐枣七（荷青花）

【别　　名】刀豆三七、水菖三七、大叶老鼠七、乌筋七。

【来　　源】为罂粟科植物荷青花 *Hylomecon japonica*（Thunb.）Prantl et Kundig 的根和根茎。

【采收加工】秋季采集，去须根，洗净，晒干。

【植物形态】多年生草本，高 15～30 cm。茎、枝、叶含黄色液汁。根状茎斜生，棕褐色，长可达 5 cm，须根多数。茎上部有分枝或不分枝，近无毛。基生叶 1～2 枚，具长柄，长可达 20 cm；叶羽状全裂，裂片 5～7，倒卵状菱形、近椭圆形或宽披针形，长 3～10 cm，宽 1.0～4.5 cm，先端尖锐，基部楔形，边缘有缺刻及不整齐的锯齿，有时浅裂；茎生叶 2～3 枚，位于近顶端处，具短柄或无。花 1～3 朵生于顶部叶腋，成稀疏的聚伞花序；花梗长 3～8 cm；无苞片；萼片 2，绿色，狭卵形，外面被卷缩的柔毛或无毛，早落；花瓣 4，黄色，圆卵形，基部具短爪；雄蕊多数，长约为花瓣的 1/3，花丝细长，黄色，花药长圆形；雌蕊与雄蕊近等长，花柱短，柱头 2 裂。蒴果细圆柱形，长 3～8 cm，宽 2～4 mm，纵裂成 2 瓣。种子多数，扁卵形，具鸡冠状附属物。花期 4—6 月，果期 5—7 月。

【药材性状】根状茎不规则，表面黑褐色，长 2～3 cm，着生有须根，质坚不易断，根茎连接处易断，断面不平坦，呈白色。茎圆柱形，稍扭曲，长 10～20 cm，直径约 3 mm，棕褐色，具明显的纵棱，多 5～6 棱，断面中空，折断可见纤维，茎节处略膨大。质轻，易碎。气微，味苦。

【鉴别要点】根状茎横切面可见木栓层细胞类长方形、多角形，1～3 列，棕褐色；皮层较厚，细胞类圆形；韧皮部宽广，由 8～9 列细胞组成；形成层不明显；木质部不发达，约占根的 1/5。粉末为棕褐色，可见木栓细胞棕褐色，多粉碎，完整者表面观呈类纺锤形或长多角形，垂周壁比较厚，有的壁瘤状增厚深入胞腔；偶见星状细胞，成片存在，呈不规则形，具分枝，细胞间隙大；木纤维成束存在，呈棕褐色；有具缘纹孔导管，排列紧密。

【生境分布】生于高山林下阴湿处、林边或沟边。恩施州各县（市）均有分布，其中以建始龙坪及楂树坪等地分布较为广泛。

【化学成分】主要含生物碱如隐品碱、别隐品碱、原阿片碱、黄连碱、小檗碱、血根碱、白屈菜红碱、白屈菜玉红碱、白屈菜黄碱、白屈菜碱、金罂粟碱、四氢小檗碱。

【作　　用】具有显著的镇痛作用和抑菌抗病毒作用，以及赶风除湿、舒筋活络、散瘀消肿、止血、止痛作用；常用于治疗风湿性关节炎、跌打损伤等。

【性　　味】性凉，味苦。

【备　　注】其同属植物锐裂荷青花 *Hylomecon japonica* var. *subincisa* Fedde 在恩施部分地区也作为拐枣七使用，作用相同，其与本品的区别在于叶最下部的全裂片通常一侧或两侧具深裂或缺刻。

二十、蛤蟆七（鸢尾）

【别　　名】搜山虎、下山虎、琪马七、扁竹、土知母。

【来　　源】为鸢尾科鸢尾属植物鸢尾 *Iris tectorum* Maxim. 的根茎。

【采收加工】夏秋季采收，洗净，晒干。

【植物形态】多年生草本，高 35～80 cm。植株基部围有老叶残留的膜质叶鞘及纤维。根茎较短，肥厚，常呈蛇头状，少为不规则的块状，环纹较密。叶基生；叶片剑形，长 15～50 cm，宽 1.5～3.5 cm，先端渐尖，基部鞘状，套叠排成 2 列，有数条不明显的纵脉。花茎高 20～40 cm，与叶近等长，中下部有 1～2 枚茎生叶，顶端有 1～2 个分枝；苞片 2～3；花梗长 1～2 cm；花蓝紫色，直径可达 10 cm，花被裂片 6,2 轮排列，外轮裂片倒卵形或近圆形，外折，中脉具不整齐橘黄色的鸡冠状突起，内轮裂片较小，倒卵形，拱形直立，花被管长 3～4 cm；雄蕊 3，长 2.5～3 cm，花药黄色；子房下位，3 室，花柱分枝 3，花瓣状，蓝色，覆盖着雄蕊，先端 2 裂，边缘流苏状。蒴果，椭圆状至倒卵状，长 4～6 cm，直径 2～2.5 cm，有 6 条明显的肋；种子梨形，黑褐色，无附属物。花期 4—5 月，果期 6—7 月。

【药材性状】蛤蟆七药材根茎呈不规则的结节状，扁长条形，块状或略呈扁圆锥形，一端膨大，另一端渐细，长 3～9 cm，直径 1～2 cm，表面浅黄色至棕色；稍皱缩，有纵横纹，下生许多须根，上端有茎基痕迹，可见棕色叶鞘。质硬而脆，断面中部浅黄色，可见众多黄色斑点，散生。边缘类白色。气微辛，味微苦。

【鉴别要点】根茎横切面可见表皮有时残存，角质化；木栓细胞多列，少数含棕色物；皮层稀有叶迹维管束，形成层成环，由 2～3 列细胞组成；中柱维管束呈周木型及外韧型，以外侧为多，越向中心分布越少，部分成环；木薄壁细胞呈椭圆形，内含草酸钙柱晶。粉末橙黄色，显微观察可见草酸钙柱晶，多已破碎；木栓细胞呈多角形，壁薄，微波状弯曲；淀粉粒单粒呈圆形或椭圆形，脐点呈点状，复粒少；上表皮细胞成片或散在，细胞狭长，两端平截；纤维多已成束，部分含草酸钙柱晶；导管为螺纹、孔纹，少环纹，含不规则的棕色块状物。

【生境分布】生于林缘、水边湿地及向阳坡地。恩施州各县（市）均有分布，其中建始县、巴东县、利川市、鹤峰县等地有大面积栽培，是恩施州主产药材之一。

【化学成分】主要含异黄酮类化合物如鸢尾苷元、鸢尾甲黄素 A、野鸢尾苷元、鸢尾苷、鸢尾新苷、鸢尾苷 A 等，挥发油如肉豆蔻酸甲酯、肉豆蔻酸、5-庚基-二氢呋喃酮、6-庚基-四氢吡喃-2-酮、二十一烷、3-羟基-苯甲醛肟等；还含有 β-谷甾醇、胡萝卜苷、草夹竹桃苷、正丁基-β-D-吡喃甲糖苷、点地梅双糖苷。

【作　　用】有赶火败毒、赶风除湿、消肿止痛的作用；常用于治疗咽喉肿痛、肝炎、肝腹水、膀胱炎、风湿痹痛、跌打肿痛、疮疖、皮肤瘙痒等。

【性　　味】性寒，味麻辣、苦；有小毒。

二十一、耗子七（天葵）

【别　　名】千年耗子屎、雷丸草、夏无踪。

【来　　源】为毛茛科植物天葵 *Semiaquilegia adoxoides*（DC.）Makino 的块茎。

【采收加工】秋季采集，晒干。

【植物形态】多年生草本，高 15～30 cm。茎 1～5 条，直径 1～2 mm，被稀疏的白色柔毛。块根肉质，长 1～2 cm，粗 3～6 mm，外皮棕黑色。基生叶多数，为掌状三出复叶；叶片轮廓卵圆形至肾形，长 1.2～3 cm；小叶扇状菱形或倒卵状菱形，长 0.6～2.5 cm，宽 1～2.8 cm，三深裂，深裂片又有 2～3 枚小裂片，两面均无毛；叶柄长 3～12 cm，基部扩大呈鞘状。茎生叶与基生叶相似，惟较小。花小，直径 4～6 mm，苞片小，披针形至倒卵状，不裂或三深裂；花梗纤细，萼片白色，常带淡紫色，狭椭圆形，长 4～6 mm，宽 1～2.5 mm；花瓣匙形，长 2.5～3.5 mm，顶端近截形，基部凸起呈囊状。种子卵状椭圆形，褐色至黑褐色，长约 1 mm，表面有许多小瘤状突起。花期 3—4月，果期 4—5月。

【药材性状】根呈不规则圆球形、短柱状或块状，略扁，长 0.8～2.8 cm，直接 0.4～1.5 cm。表面灰黑色或暗褐色，凹凸不平，有不规则纵横皱纹及须根痕，稍粗糙。根头部常残留茎叶残迹，有根状茎，根状茎分叉或不分叉，或分叉上又分叉。质较硬脆，断面皮部类白色，木部黄白色，有放射状纹理。气微，味微甜。

【鉴别要点】横切面可见木栓层为多列细胞，内含棕色物；皮部较窄，韧皮部较宽广，射线宽，筛管群明显；形成层成环；木质部射线宽至 20 余列细胞，导管束放射状排列，每束有时呈 2～4 股排列，导管稀疏散在，有的可见细小髓部。

【生境分布】生于海拔 1 200 m 以下的树林下、路旁或山谷地等较阴处。恩施州各县（市）均有分布，其中以利川建南、谋道等地分布较多。

【化学成分】主要含有内酯类如格列风内酯类、缕斗菜内酯、蝙蝠葛内酯，生物碱类如异喹啉生物碱中的阿朴啡类木兰碱、小檗碱类唐松草酚定和苄基异喹啉类天葵碱；木脂素类如丁香树脂酚、松脂酚，甾醇类如 β-谷甾醇、胡萝卜苷；还含尿苷、红景天苷、阿魏酸、咖啡酸二十四酯、苯甲酸、棕榈酸等化合物。

【作　　用】有清热解毒、消肿散结、利水通淋的作用；常用于治疗痈肿疔疮、乳痈、瘰疬、毒蛇咬伤、热淋、石淋等。

【性　　味】性寒，味甜、苦。

二十二、荷叶七（蹄叶橐吾）

【别　　名】马蹄叶、山紫菀、葫芦七、肾叶橐吾、大救驾、马蹄紫菀。

【来　　源】为菊科橐吾属植物蹄叶橐吾 *Ligularia fischeri*（Ledeb.）Turcz. 的根及根茎。

【采收加工】春、秋两季采挖根部，洗净，切段，晒干。

【植物形态】多年生草本，高 0.8～2 m。根茎短粗，肉质，多数，具较多长须根。茎直立，有纵纹。基生叶肾形，长 10～20 cm，宽 11～25 cm，边缘有细锯齿，基部深心形，具叶柄，柄长 18～59 cm；茎生叶小，叶柄短，鞘膨大，长 4.5～5.5 cm，宽 5～6 cm。总状花序长 25～75 cm，苞片草质，卵形或卵状披针形；头状花序多数，辐射状；总苞钟形，总苞片 8～9 枚，2 层，总梗下有卵形带齿的苞叶 1 枚；舌状花 5～9，舌片长圆形，黄色；管状花多数，长 10～17 mm。瘦果细长，圆柱形，长 6～11 mm，具长冠毛。花果期 7—10 月。

【药材性状】根茎横生，为不规则块状，上方有茎基痕及残存叶柄，下方密生多数细长的须根。根长 3～10 cm，直径 0.1～0.15 cm，集成马尾状或扭曲成团块状；表面黄棕色或棕褐色，密生黄色或黄棕色短绒毛，有纵皱纹。体轻，质脆，易折断。断面中央有浅黄色木心。有特殊香气，味辛辣。

【鉴别要点】根横切面可见表皮细胞 1 列，类方形或类多角形，壁稍厚，有的细胞壁向外延伸形成根毛。下皮细胞 1 列，类长多角形或长方形，径向延长，壁稍厚。皮层较宽，为 10～15 列类圆形薄壁细胞。油管 1 轮，内含黄棕色油状物，与初生韧皮部束同数并对列，距内皮层 0～2 列细胞，多为类长圆形，周围分泌细胞 8～17 个，细胞大多扁平形；内皮层细胞小，凯氏点明显。中柱类圆形，初生木质部多为四原型，也有五原型，放射状排列，每束具导管 4～14 个，次生生长明显，次生木质部位于初生木质部之间，每束导管 10～20 个，类多角形；韧皮部束小，与初生木质部互生，位于次生木质部外侧，细胞较小，排列紧密；导管分化至中心，髓不明显。

【生境分布】生于海拔 100～2 700 m 的水边、草甸子、山坡、灌木丛、林缘及林下等处。广泛分布于恩施州各县市。

【化学成分】主要含异戊烯酸、1β，10β-环氧呋喃佛术烷-6β-醇、1β，10β-环氧呋喃佛术烷-6β-基-2-羟甲基丙烯-2-酸酯、呋喃囊吾酮等。

【性　　味】性温，味苦、辛。

【作　　用】有理气活血、消肿止痛、祛痰止咳、宣肺平喘的作用；常用于治疗咳嗽、痰多气喘、百日咳、腰腿痛、劳伤、跌打损伤。

【备　　注】同属植物囊吾 *Ligularia sibirica*（L.）Cass. 在恩施部分地区也作为荷叶七入药，与本品最大区别在于囊吾基生叶的叶片为卵状心形、三角状心形、肾状心形或宽心形，最上部叶仅有叶鞘，鞘缘有时具齿。

二十三、红根七（丹参）

【别　　名】红丹参、紫丹参、赤参、红根。

【来　　源】为唇形科植物丹参 *Salvia miltiorrhiza* Bunge 的根和根茎。

【采收加工】春、秋两季采挖，除去泥沙，干燥。

【植物形态】多年生直立草本。根肥厚，肉质，外面朱红色，内面白色，长 5～15 cm，直径 4～14 mm，疏生支根。茎直立，高 40～80 cm，四棱形，具槽，密被长柔毛，多分枝。叶常为奇数羽状复叶，叶柄长 1.3～7.5 cm，密被向下长柔毛；小叶 3～5，长 1.5～8 cm，宽 1～4 cm，卵圆形或椭圆状卵圆形或宽披针形，先端锐尖或渐尖，基部圆形或偏斜，边缘具圆齿，草质，两面被疏柔毛，下面较密；小叶柄长 2～14 mm，与叶轴密被长柔毛。轮伞花序 6 花或多花，下部者疏离，上部者密集，组成长 4.5～17 cm、具长梗的顶生或腋生总状花序；苞片披针形，先端渐尖，基部楔形，全缘，上面无毛，下面略被疏柔毛，比花梗长或短；花梗长 3～4 mm，花序轴密被长柔毛或具腺长柔毛。花萼钟形，带紫色，长约 1.1 cm，花后稍增大，外面被疏长柔毛及具腺长柔毛，具缘毛，内面中部密被白色长硬毛，具 11 脉，二唇形，上唇全缘，三角形，长约 4 mm，宽约 8 mm，先端具 3 个小尖头，侧脉外缘具狭翅；下唇与上唇近等长，深裂成 2 齿，齿三角形，先端渐尖。花冠紫蓝色，长 2～2.7 cm，外被具腺短柔毛，尤以上唇为密，内面离冠筒基部 2～3 mm 有斜生不完全小疏柔毛毛环，冠筒外伸，比冠檐短，基部宽 2 mm，向上渐宽，至喉部宽达 8 mm，冠檐二唇形；上唇长 12～15 mm，镰刀状，向上竖立，先端微缺；下唇短于上唇，3 裂，中裂片长 5 mm，宽可达 10 mm，先端 2 裂，裂片顶端具不整齐的尖齿，侧裂片短，顶端圆形，宽约 3 mm。能育雄蕊 2，伸至上唇片，花丝长 3.5～4 mm，药隔长 17～20 mm，中部关节处略被小疏柔毛；上臂十分伸长，长 14～17 mm；下臂短而增粗，药室不育，顶端联合。退化雄蕊线形，长约 4 mm。花柱远外伸，长可达 40 mm，先端不相等 2 裂，后裂片极短，前裂片线形。花盘前方稍膨大。小坚果黑色，椭圆形，长约 3.2 cm，直径 1.5 mm。花期 4—8 月，花后见果。

【药材性状】根茎短粗，顶端时有残留茎基。根数条，长圆柱形，略弯曲，有的分枝并具须状细根，长 10～20 cm，直径 0.3～1 cm。表面棕红色或暗棕红色，粗糙，具纵皱纹。老根外皮疏松，多显紫棕色，常呈鳞片状剥落。质硬而脆，断面疏松，有裂隙或略平整而致密，皮部棕红色，木部灰黄色或紫褐色，导管束黄白色，呈放射状排列。气微，味微苦涩。栽培品较粗壮，直径 0.5～1.5 cm。表面红棕色，具纵皱纹，外皮紧贴不易剥落。质坚实，断面较平整，略呈角质样。以条粗、内紫黑色、有菊花状白点者为佳。

【鉴别要点】根横切面可见木栓层 3～7 列，木栓细胞长方形，切向延长，壁非木化或微木化；外侧有时可见落皮层；皮层窄，纤维单个散在或 2～6 个成群，孔沟放射状，层纹密；韧皮部较窄，由筛管群和薄壁细胞组成，形成层明显成环；木质部宽广，4～12 束呈放射状排列，有些相邻的束在内侧合并，导管类圆形或多角形，有的略径向延长，单个散在或 2～12 个成群，径向排列或切向排列；木纤维发达，多成群分布于大导管周围；有的木质部束内 1～2 群木化薄壁细胞；中心可见四原型初生木质部；木射线宽广，射线细胞多木化增厚。粉末为红棕色，显微镜下观察可见石细胞类圆形、类三角形、类长方形或不规则形，也有延长呈纤维状，边缘不平整，孔沟明显，有的胞腔内含黄棕色物；木纤维多为纤维管胞，长梭形，末端斜尖或钝圆，具缘纹孔点状，纹孔斜裂缝状或"十"字形，孔沟稀疏；散在网纹导管和具缘纹孔导管。

【生境分布】各地均有栽培；野生于路旁、山坡。巴东、建始等县（市）有分布。

【化学成分】主要含丹参酮Ⅰ、二氢丹参酮Ⅰ、丹参酮ⅡA、丹参酮ⅡR、丹参新酮、去甲丹参酮、丹参新酮Ⅱ、羟基丹参酮、羟基丹参酮ⅡA、异丹参酮Ⅰ、二氢异丹参酮Ⅰ、异丹参酮Ⅱ、异丹参酮ⅡA、隐丹参酮、异隐丹参酮、左旋二氢丹参酮Ⅰ、丹参醇A、丹参醇B、丹参酸甲、丹参酸乙、丹参酸丙、原儿茶醛、原儿茶素、迷迭香酸、丹酚酸A、丹酚酸B、丹酚酸C、丹酚酸D、丹酚酸E、丹酚酸F、丹酚酸G、丹参酚、丹参素、异阿魏酸、阿魏酸、原紫草酸、咖啡酸、紫草酸、丹参醛、丹参内酯、丹参螺缩酮内酯、表丹参螺缩酮内酯、丹参隐螺内酯、表丹参隐螺内酯、表丹参螺缩酮内酯A、甘露糖、鼠李糖、阿拉伯糖、葡萄糖和半乳糖等。

【作　　用】有活血祛瘀、通经止痛、清心除烦、凉血消痈的作用；常用于治疗胸痹心痛、脘腹胁痛、癥瘕积聚、热痹疼痛、心烦不眠、月经不调、痛经经闭、疮疡肿痛。

【性　　味】性微寒，味苦。

【备　　注】在恩施地区，红根七多采用炒焦、酒炙的方法进行炮制加工。

二十四、红毛七

【别　　名】鸡骨升麻、海椒七、金丝七、红毛细辛、红毛漆、黑汗腿、毛黄连、类叶牡丹。

【来　　源】为小檗科红毛七属植物红毛七 *Caulophyllum robustum* Maxim. 的根。

【采收加工】秋季采挖，去净泥土，用水润软，切片，晒干。

【植物形态】多年生草本，高 40～70 cm；全体无毛。根状茎粗，横生，具不明显节，须状根密生，多数红褐色。茎直立，圆柱形，具纵条纹，节膨大，基部稍木化，具褐色鳞片。叶对生，二至三回三出羽状复叶，轮廓卵状三角形，具长柄，末回复叶的顶生小叶有柄，侧生小叶近无柄；小叶卵形或椭圆状披针形，长 3.5～9 cm，宽 1.4～5 cm，先端渐尖，基部宽楔形，全缘或 2～3 裂，表面绿色，背面带白色，两面无毛。圆锥花序顶生，花小，黄绿色，直径约 8 mm；小花梗细长，基部有卵状披针形小苞片；萼片 6，倒卵形，花瓣状，先端浑圆；花瓣 6，远较萼片小，成蜜腺状，具爪。雄蕊 6；雌蕊 1，子房 1 室，胚珠 2。蒴果，果皮膜质，早落，露出 2 种子呈果实状；种子圆形，熟时种皮肉质，蓝黑色，种柄膨大呈圆柱形。花期 5—6 月，果期 7—8 月。

【药材性状】根茎呈结节状或细圆柱状，横生，长 2～10 cm，直径 0.5～1.8 cm。表面棕褐色或红褐色，有环纹，上有大而凹陷的茎痕，茎痕处稍膨大，常有残留的茎基。须根丛生，细长圆柱形，下部有分枝；长 5～20 cm，直径约 1 mm，折断时可抽出黄色木心。味苦辛、微涩。

【生境分布】生于海拔 1 000～1 500 m 的山坡阔叶林下阴湿肥沃处。主要分布于恩施州高山及二高山地区，有广泛栽培。

【化学成分】主要含类叶牡丹苷、挥发油、糖醛、棕榈酸、硬脂酸、醋酸以及少量生物碱如木兰花碱、塔斯品碱、甲基金雀花碱、羽扇豆碱等。

【作　　用】有散瘀止血、祛风止痛、舒筋活络的作用；常用于治疗跌扑损伤、风湿痹痛、月经不调、产后瘀血腹痛、脘腹疼痛。

【性　　味】性温，味辛、苦；有小毒。

二十五、红牛克七（柳叶牛膝）

【别　　名】毛牛膝、红牛膝、杜牛膝、土牛膝、山牛膝。

【来　　源】为苋科植物柳叶牛膝 *Achyranthes longifolia* （Makina）Makino 及粗毛牛膝的根及根茎。

【采收加工】夏秋季采收，除去茎叶，晒干。

【植物形态】柳叶牛膝：多年生草本，高 1～1.6 m。茎直立，四方形，节膨大。叶对生，叶片披针形或狭披针形，长 4.5～15 cm，宽 0.5～3.6 cm，先端及基部均渐尖，全缘，上面呈绿色，下面常呈紫红色。穗状花序腋生或顶生，花多数；苞片 1，先端有齿；小苞片 2，刺状，紫红色，基部两侧各有 1 枚卵圆形小裂片，长约 0.6 mm；花被 5，绿色，线形，具 3 脉；雄蕊 5，花丝下部合生，退化雄蕊方形，先端具不明显的齿；花柱长约 2 mm。胞果长卵形。花期 7—10 月，果期 3—11 月。

粗毛牛膝：多年生草本，直立或披散，坚实，具 4 棱，有分枝，被柔毛，节膨大如膝状，入秋后地上部分变成暗红色。单叶对生，具柄；叶片纸质，卵圆形、倒卵形或长椭圆形，长 4～8 cm，宽 1.5～4 cm，先端急尖或钝，基部渐窄，全缘，两面被柔毛，叶脉更密。夏秋间开淡绿色小花，穗状花序顶生，直立，花开放后反折，花冠向下，贴近花轴，故有倒扣草之名；苞片卵形，具长芒，花后反折；小苞片淡红色，披针形，基部具膜质的边缘；花被 5，披针形；雄蕊 5 个，退化雄蕊与花丝等长，顶端截平状或细圆齿状，背面有 1 鳞片，先端呈流苏状。胞果卵形，长约 3 mm。

【药材性状】柳叶牛膝：根茎短粗，长 2～6 cm，直径 1～1.5 cm。根 4～9 条，扭曲，长 10～20 cm，直径 0.4～1.2 cm，向下渐细。表面灰黄褐色，具细密的纵皱纹及须根除去后的痕迹。质硬而稍有弹性，易折断，断面皮部淡灰褐色，略光亮，可见多数点状散布的维管束。气微，味初微甜、后涩。

粗毛牛膝：根呈圆柱形，略扭曲，长 7～17 cm，直径 0.2～0.8 cm，向下渐细。表面土黄色，具细密的纵皱纹及侧根痕。质较硬，易折断，有的柔润有弹性。断面不平坦或纤维状，浅褐色，可见多数散布的黄色小点，有的断面带有淡红色，略光亮。气微辛，味苦涩。

【鉴别要点】柳叶牛膝：根横切面可见 3～4 列木栓层细胞，皮层占断面的 1/12，束间形成层不明显，异形维管束 3～5 轮排列，最外两轮排列紧密，向内数轮较为散乱；草酸钙砂晶分布于维管束间及每个维管束边缘，皮层较少见。

粗毛牛膝：根横切面可见 4～5 列木栓层细胞，皮层约占断面的 1/6～1/4，最外轮形成层呈环状，异形维管束 2～4 轮排列，最外两轮排列紧密，向内数轮略呈放射状，较小；草酸钙砂晶分布于维管束间及每个维管束边缘，皮层较少见。

【生境分布】生长于山坡林下、平原、丘陵、路边、田埂等地。恩施州各县（市）均广泛分布，以野生为主。

【化学成分】主要含甾酮类化合物如蜕皮甾酮、牛膝甾酮等；还含有少量生物碱类、黄酮类、氨基酸类和微量元素。

【作　　用】有泻火解毒、活血散瘀、利尿通淋的作用；常用于治疗闭经、跌打损伤、风湿关节痛、痢疾、白喉、咽喉肿痛、疮痈、淋证、水肿等。

【性　　味】性平，味甘、微苦涩。

二十六、厚朴七（西南鬼灯檠）

【别　　名】岩陀、毛头七、血三七、野黄姜、红姜、山藕、五龙开山、红骡子。

【来　　源】为虎耳草科植物西南鬼灯檠 *Rodgersia sambucifolia* Hemsl. 的根茎。

【采收加工】秋冬季采挖，洗净切片晒干。

【植物形态】多年生草本，高 80～120 cm。根茎粗大呈块状，折断面白色。茎直立，略带紫红色，无毛。奇数羽状复叶，互生；叶柄长 10～28 cm，仅基部与叶着生处具褐色长柔毛；基生叶较大，1～4 枚；小叶 5～9 枚，侧生小叶对生或 3～4 枚小叶呈轮生状，小叶倒卵形、长圆形至披针形，长 5.6～20 cm，宽 1.7～9 cm；先端短渐尖，基部楔形，边缘有重锯齿，上面被糙伏毛，背面沿脉被柔毛。聚伞花序圆锥状，顶生，长 13～38 cm；花序分枝长 5.3～12 cm；花序轴与花梗密被膜片状毛；萼片 5，卵状三角形，白色，腹面无毛，背面疏生黄褐色膜片状毛；无花瓣；雄蕊 10，心皮 2，下部合生，子房半下位；花柱 2。花期 6—8 月，果期 9—10 月。

【药材性状】根茎圆柱形或扁圆柱形，长 8～25 cm，直径 1.5～6 cm。表面褐色，有纵皱纹，上侧有数个黄褐色茎痕，一端有残留叶基和黑褐色苞片及棕色长绒毛，下侧有残存细根及根痕。质坚硬，不易折断，断面黄白色或粉红色，有纤维状突起及多数白色亮晶小点。气微，味苦、涩，微甘。

【鉴别要点】根茎横切面可见木栓层细胞15～25列；皮层中偶有根迹维管束，维管束外韧型，大小不一，断续环列，有的韧皮部外侧有纤维束，木质部内侧的导管中常含黄棕色物质，束内形成层明显；射线宽窄不一，髓部宽大，髓周有维管束散在，其韧皮部位于内侧，木质部位于外侧；薄壁细胞中含淀粉粒及草酸钙针晶束。

【生境分布】生于海拔1 800 m以上的山坡林下、灌丛、草甸或石隙。恩施州各县（市）均有分布，其中建始楂树坪及靠近重庆巫山一带分布较为广泛，在恩施新塘有少量栽培。

【化学成分】主要含儿茶素、儿茶素-3-O-没食子酸酯、岩白菜素和齐墩果酸等。

【性　　味】性凉，味苦、微涩。

【作　　用】有祛风除湿、活血调经、收敛止泻的作用；常用于治疗跌打损伤、骨折、月经不调、风湿痹证、外伤出血、泄泻等。

【备　　注】①同属植物七叶鬼灯檠 *Rodgersia aesculifolia* Batal. 的根茎在恩施部分地区也作为厚朴七使用。其与本品的区别在于七叶鬼灯檠基生叶1枚，茎生叶约2枚，均为掌状复叶；小叶3～7枚，狭倒卵形或倒披针形，长8～38 cm，宽3～15 cm，先端短渐尖或急尖，基部楔形，边缘具齿，上面无毛，下面沿脉有短柔毛。②同属植物羽叶鬼灯檠 *Rodgersia pinnata* Franch. 的根茎在恩施部分地区也作为厚朴七使用。其与本品的区别在于羽叶鬼灯檠近羽状复叶，叶柄基部和叶片着生处具褐色毛；基生叶和下部茎生叶通常具小叶6～9枚；小叶椭圆形，先端短渐尖，基部渐狭，边缘有重锯齿。多歧聚伞花序圆锥状，多花；萼片5；花瓣不存在。

二十七、胡椒七（尾花细辛）

【别　　名】土细辛、花脸细辛、蜘蛛香。

【来　　源】为马兜铃科细辛属植物尾花细辛 *Asarum caudigerum* Hance 的全草。

【采收加工】全年均可采收，除去须根，洗净，晒干。

【植物形态】多年生草本，全株被散生柔毛。根茎粗壮。叶柄长5～20 cm，有毛；芽苞叶卵形或卵状披针形，背面和边缘密生柔毛；叶片阔卵形、三角状卵形或卵状心形，长4～10 cm，宽3.5～10 cm，先端急尖至长渐尖，基部耳状或心形，上面深绿色，疏被长柔毛，下面毛较密。花被绿色，被紫红色圆点状短毛丛；花梗长1～2 cm，有柔毛；花被裂片直立，喉部稍缢缩，内壁有柔毛和纵纹，先端骤窄成细长尾尖，尾长可达 1.2 cm，外面被柔毛；雄蕊比花柱长，花丝比花药长，药隔伸出，锥尖或舌状；子房下位，花柱先端 6裂，柱头顶生。蒴果近球形，直径约 1.8 cm，具宿存花被。花期 4—5 月。

【药材性状】根茎呈不规则圆柱形，具短分枝；表面灰棕色，粗糙，有环形的节；节间长 0.3～1.2 cm。根细长，密生节上，直径 1 mm；表面浅灰色，有纵皱纹。质脆，易折断，断面灰黄色。叶片阔卵形、三角状卵形、卵状心形，上面深绿色，疏生长柔毛，下面毛较密。气芳香，味麻辣，略有麻舌感。

【生境分布】生长于海拔 800 m 以上的山坡阴湿林下、溪沟边草丛中。恩施州各县（市）均有分布，其中以宣恩和利川分布较多。

【化学成分】主要含挥发油，主要为龙脑、4-松油烯醇、α-松油醇、乙酸龙脑酯、黄樟醚、乙酸松油醇酯、甲基丁香酚、甲基异丁香油酚、肉豆蔻醚、榄香脂素、异榄香脂素。

【作　　用】有温经散寒、化痰止咳、消肿止痛的作用；常用于治疗风寒感冒、头痛、咳嗽、哮喘、风湿痹痛、跌打损伤、口舌生疮、毒蛇咬伤、疮疡肿毒等。

【性　　味】性温，味麻辣、微苦；有小毒。

【备　　注】①同属植物长毛细辛 *Asarum pulchellum* Hemsl. 在恩施部分地区也作为胡椒七使用，其根状茎横走，有明显的短地上茎；每株有叶 2～4 枚，通体被长毛，干后变黑褐色；花单生，深紫色，花梗长约 1 cm；花被仅在子房周围合生成球状短管，上部深 3 裂，裂片长可达 1 cm，开花时向外反折；雄蕊具较长的花丝，与花柱近等长；花柱 6 裂，柱头顶生。②同属植物花叶细辛 *Asarum cardiophyllum* Franchet 在恩施部分地区也作为胡椒七使用，其与尾花细辛相似，但叶面有白色点状或块状花斑，花期 3 月。

二十八、黄干七（射干）

【别　　名】蝴蝶花、乌扇、乌蒲、黄远、草姜、下山虎。

【来　　源】为鸢尾科植物射干 *Belamcanda chinensis* （L.）DC. 的干燥根茎。

【采收加工】春初刚发芽或秋末茎叶枯萎时采挖，除去须根和泥沙，干燥。

【植物形态】多年生草本。根状茎为不规则的块状，斜伸，黄色或黄褐色；须根多数，带黄色。茎高 1～1.5 m，实心。叶互生，嵌迭状排列，剑形，长 20～60 cm，宽 2～4 cm，基部鞘状抱茎，顶端渐尖，无中脉。花序顶生，叉状分枝，每分枝的顶端聚生有数朵花；花梗细，长约 1.5 cm；花梗及花序的分枝处均包有膜质的苞片，苞片披针形或卵圆形；花橙红色，散生紫褐色的斑点，直径 4～5 cm；花被裂片 6，2 轮排列，外轮花被裂片倒卵形或长椭圆形，长约 2.5 cm，宽约 1 cm，顶端钝圆或微凹，基部楔形，内轮较外轮花被裂片略短而狭；雄蕊 3，长 1.8～2 cm，着生于外花被裂片的基部，花药条形，外向开裂，花丝近圆柱形，基部稍扁而宽；花柱上部稍扁，顶端 3 裂，裂片边缘略向外卷，有细而短的毛，子房下位，倒卵形，3 室，中轴胎座，胚珠多数。蒴果倒卵形或长椭圆形，长 2.5～3 cm，直径 1.5～2.5 cm，顶端无喙，常残存有凋萎的花被，成熟时室背开裂，果瓣外翻，中央有直立的果轴；种子圆球形，黑紫色，有光泽，直径约 5 mm，着生在果轴上。花期 6—8 月，果期 7—9 月。

【药材性状】呈不规则结节状，长 3～10 cm，直径 1～2 cm。表面黄褐色、棕褐色或黑褐色，皱缩，有较密的环纹。上面有数个圆盘状凹陷的茎痕，偶有茎基残存；下面有残留细根及根痕。质硬，断面黄色，颗粒性。气微，味苦、微辛。以肥壮、肉色黄、无毛须者为佳。

【鉴别要点】横切面可见木栓细胞多列，皮层稀有叶迹维管束；内皮层不明显；中柱维管束为周木型和外韧型，靠外侧排列较紧密；薄壁组织中含有草酸钙柱晶、淀粉粒及油滴。粉末为橙黄色，显微镜下可见草酸钙柱晶较多，棱柱形，多已破碎；淀粉粒单粒圆形或椭圆形，脐点点状；复粒极少，由 2～5 分粒组成；薄壁细胞类圆形或椭圆形，壁稍厚或连珠状增厚，有单纹孔；木栓细胞棕色，垂周壁微波状弯曲，有的含棕色物。

【生境分布】生于山坡、草丛、田边、路旁、沟边。建始、恩施、宣恩、鹤峰、咸丰等县（市）均有分布，在建始和利川有少量栽培。

【化学成分】主要含 5-羟甲基糠醛、次野鸢尾黄素、4-羟基-3-甲氧基苯甲酸、白藜芦醇、芹菜素、腺苷、白射干素、野鸢尾苷、野鸢尾苷元、射干苷、鸢尾苷、鸢尾甲黄素 A、鸢尾甲黄素 B、野鸢尾黄素、芒果苷、鸢尾甲苷 A、鸢尾甲苷 B、去甲基次野鸢尾黄素、德鸢尾素、二甲基鸢尾黄素、刚毛黄酮 D、紫檀素、异阿魏酸、鼠李素、异鼠李素、3-豆甾烷醇、β-谷甾醇、胡萝卜苷、维太菊苷、射干酮、异丹叶大黄素、双异丹叶大黄素、罗布麻宁、对羟基苯甲酸等。

【作　　用】有赶火赶毒、祛痰利咽、化瘀散结的作用；常用于治疗热毒痰火郁结、咽喉肿痛、痰涎壅盛、咳嗽气喘、痈肿疮毒。

【性　　味】性寒，味苦。

【备　　注】①恩施部分地区将鸢尾科植物鸢尾 *Iris tectorum* Maxim. 的干燥根茎也作为黄干七使用。鸢尾药材根茎呈不规则的结节状，扁长条形，块状或略呈扁圆锥形，一端膨大，另一端渐细，长 3～9cm，直径 1～2cm，表面浅黄色至棕色，稍皱缩，有纵横纹，下生许多须根，上端有茎基痕迹，可见棕色叶鞘。质硬而脆，断面中部浅黄色，可见众多黄色斑点，散生。边缘类白色。气微辛，味微苦。临床使用时应注意区分。②恩施部分地区将鸢尾科植物野鸢尾 *Iris dichotoma* Pall. 的根茎也作为黄干七使用，其药材根茎呈不规则块状或结节状，顶端茎基周围密生多数细长须根，较硬，较易折断，断面黄白色至淡黄色，粉性，根断面中央有小木心，常与皮部分离；其作用偏于清热解毒、活血消肿、止痛、止咳，常用于治疗咽喉牙龈肿痛、痄腮、乳痈、胃痛、肝炎、肝脾肿大、肺热咳喘、跌打损伤、水田性皮炎。临床使用应注意区分。

二十九、鸡骨七（火炭母）

【别　　名】散血丹、老蛇筋。

【来　　源】为蓼科植物火炭母 *Polygonum chinense* L. 的干燥全草。

【采收加工】四季均可采挖，洗净，晒干。

【植物形态】多年生蔓性草本。茎略具棱沟，无毛或稍被毛。叶互生，外有短柄，叶柄基部两侧常各有一耳垂形的小裂片，垂片通常早脱落；叶片卵形或矩圆状卵形，长 5～10 cm，宽 3～6 cm，全缘，有时下面沿叶脉有毛；托叶膜质，斜截形。头状花序，由数个排成伞房或圆锥花序；苞片膜质，卵形，无毛；花白色或淡红色；花被 5 深裂；雄蕊 8；花柱 3。瘦果卵形，有 3 棱，黑色。花期 7—9 月，果期 8—10 月。

【药材性状】根呈须状，茎细长，扁圆柱形，有分枝，长 30～100 cm，表面淡绿色或棕褐色，有纵皱纹，节部膨大，节间长 5～10 cm，下部节上有须根，质脆易折断，断面髓部疏松。叶多皱缩，黄绿色或枯黄色，完整叶片展平后呈矩圆状卵形，主脉两侧有紫黑色斑块，托叶鞘筒状，浅黄棕色，膜质。气微，味酸、微涩。

【鉴别要点】根呈类圆形，横切面可见木栓细胞呈红棕色，韧皮成环以及细胞壁木化明显，多年生的年轮明显可见；薄壁细胞和木纤维细胞中散布丰富的淀粉粒。叶表面制片可见上表皮细胞中具有类分泌细胞，细胞内含无色分泌物，可见腺毛；海绵组织松散排列；薄壁细胞内含草酸钙簇晶；腺鳞结构独特，头部 13～17 个细胞，2 个细胞并生于柄部；气孔不规则排列。茎横切面表皮偶见红棕色物；中柱鞘纤维多为 1～4 列，偶有 5 列，大多成环，少数断续成环；细胞壁木化；外韧型维管束 40 个左右，环状排列；髓部较大，显而易见，间隙处含草酸钙簇晶。其粉末呈褐绿色或棕褐色，显微观察可见分泌细胞大多呈椭圆形，细胞内部含无色分泌物及大量草酸钙簇晶；纤维外侧薄壁细胞可见晶鞘纤维。花粉粒散孔状，淀粉粒形状规则不一，方形或者是类圆形居多；薄壁细胞中具条状物或棕色块状物；黄棕色膜质托叶鞘碎片散布，细胞扁平，横向角质层纹理较多，含有草酸钙簇晶。

【生境分布】生长于山坡阴湿林下、溪沟边草丛中。恩施州各县（市）均有分布。

【化学成分】主要含黄酮类化学成分如槲皮苷、异槲皮苷、柚皮素、鼠李素、山柰酚、木犀草素及其糖苷，甾体类化学成分如β-谷甾醇、豆甾烷、3,6-二酮豆甾烷、番麻皂素和3,6-二酮-4-烯海柯吉宁，酚酸类和挥发性成分等。

【作　　用】有清热解毒、利湿消滞、凉血止痒、明目退翳的作用；常用于治疗痢疾、肠炎、消化不良、肝炎、感冒、扁桃体炎、咽喉炎、白喉、百日咳、角膜薄翳、霉菌性阴道炎、白带、乳腺炎、疖肿、小儿脓疱疮、湿疹、毒蛇咬伤。

【性　　味】性凉，味微酸、涩。

【备　　注】蓼科蓼属植物硬毛火炭母 Polygonum chinense L. var. hispidum Hook. f. 的干燥全草在恩施部分地区亦作为鸡骨七入药，其药材性状与本品相似，但茎叶上具有很多毛茸。

三十、鸡血七（中华抱茎蓼）

【别　　名】红孩儿、红血儿、倒生莲、血三七、血地榆。

【来　　源】为蓼科蓼属植物中华抱茎蓼 Polygonum amplexicaule D. Don var. sinense Forb. et Hemsl. 的根状茎。

【采收加工】秋季采挖，洗净，去粗皮，鲜用或晒干。

【植物形态】多年生草本，高 30～60 cm。茎直立或斜生，上部常分枝。根茎圆柱状，肥厚，外面紫褐色，断面淡紫红色。叶互生，具细梗；托叶鞘膜质，管状，褐色，易破裂；叶心状卵形，长 6～13 cm，宽 4～8 cm，先端渐尖，基部心形，表面绿色，沿叶脉有稀疏的乳头状突起，背面淡绿色，边缘具乳头状突起。顶生或腋生总状花序，穗形，总花梗细，苞片膜质，内含花 1～3 朵；花梗顶端有关节；花小，花被红色，5 深裂；雄蕊 8；花柱 3，柱头头状。瘦果椭圆形，黑褐色，有光泽。花期 7—8 月，果期 8—10 月。

【药材性状】根茎呈粗壮的圆柱形或扁圆柱形，长 10～27 cm，直径 0.5～2 cm。表面棕褐色或紫褐色，无明显环节，叶基残片可成片状剥离。茎痕多数，椭圆形或类圆形，直径 0.3～0.8 cm。断面紫红色或棕红色，黄白色小点有 20～44 个。

【鉴别要点】根茎横切面可见木栓细胞 4～6 列；皮层薄壁细胞 20～30 列，不规则的大型细胞间隙更多，似网状相互交织；维管束外韧型，20～44 个环列；韧皮部外侧有初生韧皮部纤维束，切向 1～3 列，呈长条状覆盖于韧皮部外；韧皮部狭窄，细胞小；束中形成层明显，1～2 列，束间形成层不明显。木质部导管较多，旁边伴有大量木纤维；髓部宽广，占横切面的 4/5 左右，由薄壁细胞组成；草酸钙簇晶常分布在维管束周围，尤以髓射线处较多，棱角稍尖锐，直径较小。

【生境分布】生于阴湿、水边沙地，林下或草丛中。恩施州各县（市）均有分布，其中以建始县、利川市分布较为广泛，在少数地区如恩施市新塘乡有少量栽培。

【化学成分】含蒽醌类成分如大黄酚、大黄素甲醚、大黄素，三萜类成分如 β-香树脂醇和甾体成分豆甾醇等。

【作　　用】具有显著的抗菌抗病毒作用，以及赶火败毒、赶气活血、止血止痛、止泻、生肌作用；常用于治疗感冒发热、咽喉肿痛、泄泻、痢疾、跌打损伤、胃脘痛、痛经、崩漏、外伤出血。

【性　　味】性平，味酸、苦；有毒。

三十一、景天三七（费菜）

【别　　名】土三七、七叶草、养心菜。

【来　　源】为景天科费菜属植物费菜 *Phedimus aizoon*（Linnaeus）'t Hart 的全草。

【采收加工】夏秋季采收，鲜用或晒干。

【植物形态】多年生草本。茎高 30～50 cm，无毛，不分枝。根状茎粗壮，木质化。叶互生；叶片长圆形、椭圆形至倒狭卵形，长 2.5～7 cm，宽 0.8～2.3 cm，先端钝尖，基部楔形下延，两面被点状白色细毛，边缘锯齿。聚伞花序顶生；苞片叶状，但较叶小；花多数，密集；萼片 5，披针形，长 3～4 mm；花瓣 5，黄色，披针形，长 6～7 mm，宽约 2 mm，先端渐尖；雄蕊 10，较花瓣短；鳞片 5，近方形；心皮 5，长 5～6 mm，基部合生，腹面囊状。蓇葖果星芒状叉开。种子多数，长卵球形，褐色，细小，表面具多条肋状突起。花果期 6—8 月。

【药材性状】根茎短小，略呈块状；表面灰棕色。根数条，粗细不等；质硬，断面暗棕色或类灰白色。茎圆柱形，长 15～40 cm，直径 2～5 mm；表面暗棕色或紫棕色，有纵棱；断面常中空。叶互生或近对生，几无柄；叶片皱缩，展平后呈长披针形至倒披针形，长 3～7 cm，宽约 1.5 cm；先端渐尖，基部楔形，边缘上部有锯齿，下部全缘；表面灰绿色或棕褐色。聚伞花序顶生，花黄色。气微，味微涩，泡水后略带油香气。以完整、叶多、色棕绿者为佳。

【鉴别要点】根茎横切面可见木栓层由数列棕黄色细胞组成，木栓细胞切向延长，常有部分脱落。皮层约占横切面直径的 1/3，由 10 多列圆形、类圆形或椭圆形细胞组成，壁薄，排列疏松；形成层明显成环，韧皮部成环，筛管群散在于形成层外方。木质部束有 10～13 个，排列成环；导管群呈 T 形排列，呈 U 形或 W 形环列；髓位于根茎横切面的最内方，约占横切面直径的 1/3，由类圆形或圆形薄壁细胞排列而成，细胞大小不一，排列疏松。叶片横切面可见"上"下表皮细胞各 1 列，细胞呈类圆形或圆形，排列紧密，大小不一，细胞壁角质化增厚，上下表皮均具气孔；叶肉细胞圆形、椭圆形或不规则形，排列疏松，无栅栏组织与海绵组织的分化；主脉仅有一个维管束，维管束外韧型，木质部位于上方；韧皮部位于下方，筛管成群分布形成半月形；叶片中部横切，上表皮平坦，下表面主脉处明显向下突出；叶片基部横切，主脉处的上表面略向下凹陷，下表面明显向下突出。粉末为墨绿色，可见螺纹导管和环纹导管及少量孔纹导管和具缘纹孔导管。木纤维呈淡黄色，两端梭形或渐尖，有的纤维表面可见"人"字形或点状纹孔。木栓细胞多角形紧密排列，略成裂瓦状，细胞壁木栓化加厚，大小不一，有的内含红棕色物质。尚可见角质化加厚的表皮细胞，垂周壁呈波状不均匀加厚。

【生境分布】生于温暖向阳的山坡、路边或山谷岩石缝中。恩施州各县（市）广泛分布，在建始县、恩施市新塘乡等地以经济作物大面积栽培。

【化学成分】全草含苷类化学成分如景天花苷、景天茎苷、景天枸橼苷、异鼠李素-3,7-双葡萄糖苷等，生物碱类化学成分如景天达明、景天定碱、景天定依碱、1-景天定宁碱；还含景天庚酮糖、蔗糖、果糖等。茎叶含黄酮类化学成分如山奈酚、槲皮素、杨梅素、木犀草素、山奈酚-3-O-α-L-鼠李糖苷、草质素-8-O-α-D-来苏糖苷、草质素-8-O-β-D-木糖苷等；还含对羟基苯酚、没食子酸、没食子酸甲酯、α-香树脂醇、β-胡萝卜苷、β-谷甾醇等。根含齐墩果酸、乌苏酸、熊果酚苷、氢醌、消旋甲基异石榴皮碱、左旋景天宁、消旋景天胺、β-谷甾醇等。

【作　　用】有解毒消肿、清热利湿、活血止血、宁心安神的作用；常用于治疗跌打损伤、咳血、吐血、便血、尿血、心悸、痈肿疮毒、水火烫伤等。

【性　　味】性平，味酸。

【备　　注】本品含丰富的维生素和微量元素，已作为经济作物在恩施地区广泛栽培，一般以春夏季采摘嫩茎叶，可凉拌、炒食、炖肉等。

三十二、辣子七（九头狮子草）

【别　　名】辣椒七、晕病药、化痰青、接骨草。

【来　　源】为爵床科植物九头狮子草 *Peristrophe japonica*（Thunb.）Bremek. 的全草。

【采收加工】四季可采，洗净晒干。

【植物形态】多年生草本，高 20～50 cm。根细长，须根黄白色。茎直立，或披散，四棱形，深绿色，节显著膨大。叶对生，纸质，具短柄，椭圆形或卵状披针形，长 3～7 cm，宽 0.8～1.5 cm，先端渐尖，基部渐窄，全缘。夏秋之间开花，聚伞花序短，集生于树梢的叶腋；每朵花下有大小两枚叶状苞片相托，较花萼大；萼 5 裂，等大；花冠长约 2.5 cm，淡红紫色，下部细长筒状，上部分裂为二唇，超出苞片外，容易脱落；雄蕊 2，着生于花筒内；雌蕊 1，子房 2 室，花柱白色，柱头 2 裂。蒴果窄倒卵形，略被柔毛，成熟时纵裂，胎座不弹起，每室具 2 种子，生于明显种沟上。

【药材性状】全草可长达 50 cm。根须状，浅棕褐色，地上部分暗绿色，被毛。茎有棱，节膨大。叶对生，有柄，叶片多皱缩，展开后呈卵形或披针形，全缘。聚伞花序集生于枝梢叶腋处，叶状苞片 2 枚，大小不等，花冠常脱落。气微，味淡、微涩。以叶多、色绿者为佳。

【鉴别要点】根横切面可见木栓层由 5～8 层木栓细胞组成，黑褐色，皮层较宽，由皮层薄壁细胞组成，细胞较小，内含皮层纤维，单个或 2～3 个成群；形成层明显，木质部黄色，木射线弯曲，木质部导管单个或 2～3 个径向排列，髓部明显，由髓部薄壁细胞组成，细胞长椭圆形。茎横切面可见呈四棱形或六棱形，四角或六角外突，表皮细胞类圆形或长方形，外壁加厚，外具牛角状非腺毛；有的细胞内含钟乳体及叶绿素，具腺鳞及气孔。皮层由 5～8 层薄壁细胞组成，内含淡棕色色素块；韧皮部由韧皮薄壁细胞组成，单个纤维散生，木质部发达，环状排列成类圆形，木纤维与导管相间排列；髓部明显，薄壁细胞排列疏松，类圆形或类多角形。粉末为墨绿色，显微观察可见含钟乳体的晶细胞甚多，散在，卵形、椭圆形或长圆形；气孔不定式或直轴式，副卫细胞大小悬殊；可见草酸钙方晶，多为方块形或类方形；有棕色的色素块，纤维多，直径较小；具多数非腺毛，呈圆锥形，细胞 2～3 个，基部有角质线纹，先端钝圆；导管多为螺纹导管；花粉粒众多，类三角形，表面光滑，非腺毛极多，细胞 2～3 个，平直或弯曲；花瓣顶端表面细胞外壁突起呈短绒毛状。

【生境分布】生长于潮湿且腐殖质丰富的沟边、溪边和灌木丛下。恩施州各县（市）均有分布，在建始县、巴东县、咸丰县有少量栽培。

【化学成分】主要含 3,5-吡啶二酢酰胺、羽扇豆醇、豆甾醇、β-谷甾醇、豆甾醇葡萄糖苷、β-谷甾醇葡萄糖苷和尿囊素等。

【作　　用】有赶风清热、凉肝定惊、散瘀解毒的作用；常用于治疗感冒发热、肺热咳喘、肝热目赤、小儿惊风、咽喉肿痛、痈肿疔毒、乳痈、聤耳、瘰疬、痔疮、蛇虫咬伤、跌打损伤等。

【性　　味】性凉，味麻辣、微苦回甘。

三十三、老虎七（多花黄精）

【别　　名】肉罗汉、罗汉七、老虎姜。

【来　　源】为百合科植物多花黄精 *Polygonatum cyrtonema* Hua. 的干燥根茎。

【采收加工】春秋季采收，以秋采者为佳。挖取根茎，除去地上部分及须根，洗去泥土，置蒸笼内蒸至现油润时，取出晒干或烘干；或置于水中煮沸后，捞出晒干或烘干。

【植物形态】根状茎肥厚，通常连珠状或结节成块，稀圆柱形，直径1～2 cm。茎高50～100 cm。叶互生，椭圆形、卵状披针形至矩圆状披针形，稍镰状弯曲，长10～18 cm，顶端尖至渐尖。花序腋生，呈伞形状，具2～7花，总花梗长1～4 cm；花梗长0.5～1.5 cm；苞片微小或不存在；花被黄绿色，合生呈筒状，全长18～25 mm，裂片6，长约3 mm；雄蕊6，花丝着生于花被筒中部或上部1/3处，具乳头状突起且具短绵毛，顶端稍膨大且具囊状突起；子房长3～6 mm，花柱长12～15 mm。浆果直径约1 cm，熟时黑色。

【药材性状】根茎连珠状或块状，稍带圆柱形，直径5～8 mm。每一结节上茎痕明显，圆盘状，直径约1 cm。圆柱形处环节明显，有众多须根痕，直径约1 mm。表面黄棕色，有细皱纹。质坚实，稍带柔韧，折断面颗粒状，有众多黄棕色维管束小点散列。气微，味微甜。

【鉴别要点】根茎横切面可见表皮细胞1列，外被角质层；局部可有木栓组织。皮层明显。维管束多散列，外韧型，偶见周木型。大的黏液细胞，内含草酸钙针晶束。

【生境分布】生于林下、灌丛或山坡阴处肥沃土壤中。恩施州各县（市）均广泛分布，其中在利川市、巴东县、建始县、来凤县、鹤峰县等地有大面积栽培。

【化学成分】主要含甾体皂苷类、三萜皂苷类、黄酮类、生物碱类和多糖类成分，还含有少量的挥发油、氨基酸和微量元素。

【作　　用】有养阴润肺、补脾益气、滋肾填精的作用；常用于治疗阴虚劳嗽、肺燥咳嗽、脾虚乏力、食少口干、消渴、肾亏腰膝酸软、阳痿遗精、耳鸣目暗、须发早白、体虚羸瘦等。

【性　　味】性平，味甘。

三十四、雷公七（蜘蛛香）

【别　　名】马蹄香、连香草、土细辛、养血莲。

【来　　源】为败酱科植物蜘蛛香 *Valeriana jatamansi* Jones 的根茎及根。

【采收加工】野生品秋冬采挖，栽培品于栽培 3～4 年后收获。每年 10—11 月，将全株挖起，剪去残叶，洗净，晒干或晾干。

【植物形态】多年生草本，高 30～70 cm。茎通常数枝丛生，密被短柔毛。根状茎横走，肥厚，粗大，块状，节间紧密，有叶柄残基，黄褐色，有特异香气。基生叶发达，叶片心状圆形至卵状心形，长 2～10 cm，宽 1.5～8 cm，先端短尖或钝圆，基部心形，边缘微波状或具稀疏小齿，具短毛，上面暗深绿色，下面淡绿色，均被短柔毛，基出脉 5～9 条；茎生叶不发达，每茎 2 对，有时 3 对，下部的心状圆形，近无柄，上部的常羽裂，无柄。顶生伞房状聚伞花序；苞片和小苞片钻形，中肋明显；花小，白色或微带红色，杂性；花萼内卷，于开花后裂为 10 余线形裂片，将来形成瘦果先端的多条羽状毛；花冠筒状，先端 5 裂；雄蕊 3，着生于花冠筒中部，伸出花冠外；雌蕊伸出花冠，柱状 3 裂，子房下位；两性花较大，长 3～4 mm，雌雄蕊与花冠等长。瘦果长柱状，顶端有多条羽状毛。花期 5—7 月，果期 6—9 月。

【药材性状】根茎呈扁圆柱形，稍弯曲，偶有分枝，长 2～6 cm，直径 0.7～2 cm，顶端有茎叶残基。表面灰褐色，有紧密隆起的环节，节处有多数细根或突起的点状根痕，以底侧较多。质坚实，断面略平坦，黄棕色或灰棕色，黄白色筋脉小点（维管束）断续排列成环。根圆柱形稍弯曲，长 4～10 cm，上端直径约 0.2 cm。表面黄棕色，粗的较光滑，折断面灰棕色，木部灰白色，点状。气特异，味微苦辛。以体粗大、色灰褐、环节明显、气浓者为佳。

【鉴别要点】粉末褐棕色，有特异的臭气，显微观察可见腺毛有两种，一种腺头细胞单行，由 1～8 个细胞组成；另一种为二列或一、二列相间排列，细胞 2～8 个，少数 10～13 个，腺柄细胞多为 1 个，少数 2～4 个。非腺毛由 1～6 个细胞组成，一种表面具明显的疣状突起，先端尖或钝圆，侧面观细胞扁平，毛茸脱落处的疤痕似气孔；另一种无疣状突起，或表面仅具微细稀疏的点状痕迹，细胞不呈扁平状。纤维多成束，无色或淡黄色，长梭形，壁木化或微木化，纹孔呈裂缝状、"十"字状或"人"字形。叶柄基部表皮细胞长方形或不规则形，有的在细胞角隅处有细小针晶，有的细胞内有针簇状或扇形橙皮苷结晶。气孔不定式，副卫细胞 3～6 个；淀粉粒多为单粒，圆形、长圆形或蚌壳形，有的一端具尖突，脐点点状或裂缝状，有的隐约可见层纹，复粒由 2～

5分粒组成，较少。

【生境分布】生长于1 000～2 500 m的溪边、疏林或灌木林潮湿处。在恩施州各县（市）均有分布，其中以高山和二高山地区为主，在建始县龙坪乡、高坪镇等地有少量栽培。

【化学成分】主要含挥发油，油中成分为柠檬烯、1,8-桉油素、对聚伞花素等；另含缬草醚酯、缬草酮酯、二氢缬草醚酯、黄酮类化合物等。

【作　　用】有理气止痛、消食止泻、祛风除湿、镇惊安神的作用；常用于治疗脘腹胀痛、食积不化、腹泻痢疾、风湿痹痛、腰膝酸软、失眠。

【性　　味】性温，味麻辣、微苦。

三十五、冷水七（细柄凤仙花）

【别　　名】红苋、止痛丹、霸王七。

【来　　源】为凤仙花科凤仙花属植物细柄凤仙花 *Impatiens leptocaulon* Hook. f. 的根茎。

【采收加工】秋末冬初采挖，洗净，切片，晒干或低温烘干。

【植物形态】一年生草本，高30～50 cm。根茎横生，较粗长，具多数肉质圆柱状根。茎纤细，直立，不分枝或分枝，茎上部或节上常被黄褐色疏柔毛。叶互生；叶柄长0.5～1.5 cm；叶片卵形或卵状披针形，长5～10 cm，宽2～3 cm，先端尖或渐尖，基部狭楔形，有几个腺体，边缘有小圆齿或小锯齿，无毛；叶脉5～8对。花两性，总花梗细，有1～2朵花；花梗短，中上部有披针形苞片；花红紫色；萼片2，半卵形，不等侧，一边透明，有细齿；旗瓣圆形，中肋龙骨状突起，先端有小喙，翼瓣无柄，基部裂片小，上部裂片倒卵状长圆形，背面有钝小耳，唇瓣檐部舟状，下延长成内弯的长距；雄蕊5，花药钝。蒴果线形。花期7—8月，果期8—10月。

【药材性状】原药材根茎疙瘩形，常连接成结节状，上部残留长短不等的茎痕，下部簇生多数圆柱形细根，弯曲，长5～10 cm，直径2～4 mm；表面灰棕色或灰褐色，皱缩，具细纵纹；质稍松泡，易折断，断面棕红色，有亮晶小点；气微，味微咸，嚼之无渣而稍刺喉。加工后饮片呈不规则类长圆形或椭圆形的薄片，外表面灰棕色，切面外侧多呈棕褐色，近外缘处可见一圈黄白色或灰黄色环纹，切面中央呈棕褐色或色较浅，角质样；气微香，味甘、微涩而麻舌，嚼之粘牙。

【鉴别要点】粉末为淡灰棕色，显微镜下观察可见草酸钙针晶极多，成束存在于类圆形或椭圆形的黏液细胞中，或随处散在，针晶散在；纤维数个成束或单个散在，壁较薄，纹孔倾斜或呈V形，有时可见孔沟；导管为梯纹、螺纹及梯-网纹导管，偶见环纹导管；黄棕色块状物大小不等，后生皮层细胞圆多角形、椭圆形或不规则形，壁略增厚。

【生境分布】生于海拔 1 200 m 以上的山谷阴处湿地或山坡草地水边、沟边等水湿处。在恩施市、咸丰县、宣恩县、鹤峰县、巴东县、利川市等地高山及二高山地区有分布。

【化学成分】主要含 α-菠菜甾醇、三萜皂苷、黄酮、花色素类、有机酸类等。

【作　　用】有赶风除湿、散瘀活血、理气止痛、止泻的作用；常用于治疗风湿性关节痛、跌打肿痛、脘腹冷痛、腹胀腹泻、月经不调等。

【性　　味】性微温，味咸、麻、微苦、涩；有小毒。

【备　　注】恩施少数地区将同属植物窄萼凤仙花 *Impatiens stenosepala* 和鸢尾科植物鸢尾 *Iris tectorum* 的根也作为冷水七使用，其中窄萼凤仙花为一年生草本，高 20～70 cm，茎直立，茎及枝上有紫色或红褐色斑点；叶互生，常密集于茎的上部，为矩圆状披针形；总花梗腋生，有花 1～2 朵，花柱较细，花大，紫红色，萼片 4 枚，条形或条状披针形。鸢尾为多年生宿根草本，根茎不规则的结节状，叶为剑形，淡绿色，基部抱茎成二列，形如折扇状；花茎与叶同高，每枝上有花 2～3 朵，花蓝紫色，外被片上面中央有一行白色带紫纹鸡冠状突起；4—5 月开花，6—9 月结果，结长椭圆形蒴果，其上有 6 条棱。其作用偏消肿止痛、皮肤瘙痒。临床上使用应该注意区分。

三十六、潦叶七（蜘蛛抱蛋）

【别　　名】蛇退、万年青、竹叶伸筋、大九龙盘、竹叶盘、九龙盘、赶山鞭、地蜈蚣、九节龙、土里蜈蚣、地雷公、入地蜈蚣、石上剑、山蜈蚣。

【来　　源】为百合科蜘蛛抱蛋属植物蜘蛛抱蛋 *Aspidistra elatior* Blume 的根茎。

【采收加工】夏秋季采挖，除去泥沙，生用或晒干。

【植物形态】多年生草本，高 40～80 cm。根茎横走，节间有叶鞘抱茎。叶基生直立；椭圆状披针形或阔披针形，长 30～45 cm，宽 5～7 cm，先端尖，基部狭窄，叶面深绿色，光泽，背面绿色，革质，平行脉 8～12 条；叶柄长 25～50 cm，有深沟纹。花茎短，紧靠地面，顶生 1 花，径 3～4 cm，船状卵形；苞片 3；花被 8 齿裂，杯状，合生，暗紫色，少有白色；雄蕊 6～8；雌蕊 1。浆果球形，直径约 1 cm，绿色，花柱宿存。种子卵圆形。花期 6—8 月，果期 7—9 月。

【药材性状】根状茎粗硬，肉质，易折断。直径 5～10 mm，外表棕色，有明显节和鳞片。

【鉴别要点】根茎横切面可见外皮层由1～2列多角细胞组成，棕黄色；皮层宽广，靠近外皮层的皮层细胞中有淀粉粒和草酸钙针晶束；可见少量叶迹、根迹维管束；内皮层细胞一层，细胞扁平；维管束散生，靠近内皮层的维管束排成圆环状，为外韧型维管束；内方维管束散生，为周木型维管束。粉末呈浅黄棕色，表皮细胞呈黄棕色或红棕色，类多角形，排列紧密，细胞壁稍厚，内含黄棕色物质；薄壁细胞黄色或近无色，类方形，长方形或不规则形，内含淀粉粒；鳞片薄壁细胞黄棕色或红棕色，不规则形，细胞壁极薄；管胞黄色、黄棕色或无色，多为梯纹；淀粉粒较多，常为单粒，多呈圆形、椭圆形，脐点不明显。

【生境分布】生长于海拔600～1 700 m 的地区，土壤基质以疏松、潮湿的石灰岩黄沙壤土为主，常生于荫蔽、湿度大、土壤肥沃的天然林边缘、山坡林下以及沟旁。恩施州各县（市）均有分布，也作为园林观赏植物栽培。

【化学成分】主要含甾体皂苷如蜘蛛抱蛋苷、新蜘蛛抱蛋苷、原蜘蛛抱蛋苷、甲基原蜘蛛抱蛋苷等。

【作　　用】有活血止痛、清肺止咳、利尿通淋、祛风除湿、通经助孕的作用；常用于治疗跌打损伤、风湿痹病、腰痛、经闭腹痛、肺热咳嗽、石淋、小便不利。

【性　　味】性温，味辛、微涩。

【备　　注】同属植物九龙盘 Aspidistra lurida Ker‑Gawl. 的根状茎在恩施地区也作为潦叶七入药。高 10～50 cm，根状茎粗壮为圆柱形，直径为2～4 cm，有明显的节和节间，节部较膨大，密被灰褐色的鳞片，质较硬。叶均单生，叶片从节部出发，近椭圆形、长圆状披针形或倒披针形，长 14～15 cm，宽 2～10 cm；叶两面绿色，先端渐尖，基部楔形，无毛。其作用为祛风解毒、健胃止痛、接骨生肌；常用于治疗小儿消化不良、胃痛、骨折、刀枪伤、风湿骨痛、肾虚腰痛、跌打损伤等。临床使用时应注意区分。

三十七、龙爪七（菖蒲）

【别　　名】水剑草、剑叶菖蒲、山菖蒲、剑草。

【来　　源】为天南星科菖蒲属植物菖蒲 Acorus calamus L. 的干燥根茎。

【采收加工】秋、冬两季挖取根茎，除去叶及须根，洗净泥土，晒干。

【植物形态】多年生草本。根肉质，具多数须根；根茎横卧，芳香，粗5～8 mm，外皮黄褐色，节间长 3～5 mm，根茎上部分枝甚密，因而植株成丛生状，分枝常被纤维状宿存叶基。叶根生，片薄，剑状线形，长 20～50 cm，基部对折，中部以上平展，宽 7～13 mm；先端渐狭，基部两侧膜质，叶鞘宽可达 5 mm，上延几达叶片中部，暗绿色，无中脉，平行脉多数，稍隆起。花序柄腋生，长 4～15 cm，三棱形。叶状佛焰苞长 13～25 cm，为肉穗花序长的 2～5 倍或更长，稀近等长；肉穗花序圆柱状，自佛焰苞中部旁侧裸露而出，无梗，长 2.5～8.5 cm，粗 4～7 mm，上部渐尖，直立或稍弯。花白色。幼果绿色，成熟时黄绿色或黄白色。花期 6—7 月，果期 8 月。

【药材性状】根茎呈扁圆柱形，常有分枝，多弯曲，长 3～20 cm，直径 0.3～1 cm。表面棕褐色或灰棕色，粗糙，有疏密不均的环节，节间长 0.2～0.8 cm，具细纵纹，一面残留须根或圆点状根痕；叶痕呈三角形，左右交互排列，有的其上有毛鳞状的叶基残余。质硬，断面纤维性，类白色或微红色，内皮层环明显，可见多数维管束小点及棕色油细胞。气浓香，味苦辛。以条粗、断面类白色、香气浓者为佳。

【鉴别要点】根横切面可见表皮细胞类方形，外壁增厚，有的含红棕色物；皮层宽广，散有纤维束及叶迹维管束，叶迹维管束为有限外韧型，束鞘纤维发达；内皮层凯氏带明显；中柱散列多数维管束，主为周木型，紧靠内皮层环排列较密，有少数有限外韧型维管束；中柱中央有时可见少数纤维束。纤维束及维管束周围的 1 圈细胞中均含有草酸钙方晶。薄壁组织中散有类圆形油细胞；薄壁细胞含淀粉粒。

【生境分布】生于密林下湿地或溪涧旁石上。在恩施州各县（市）均广泛分布。

【化学成分】主要含挥发油类成分如 α-细辛醚、β-细辛醚、黄樟醚等；此外，还含苯丙素类化合物、单萜、倍半萜和少量生物碱类。

【作　　用】有化痰开窍、化湿和胃、祛风利弊、消肿止痛、醒神益智的作用；常用于治疗痰迷心窍、神志不清、失眠、耳鸣、耳聋、湿阻中焦、风湿痹痛、痈疽疥癣等。

【性　　味】性温，味苦、辣。

三十八、萝卜七（商陆）

【别　　名】山萝卜、见肿消、牛大黄、当陆、土冬瓜。

【来　　源】为商陆科商陆属植物商陆 *Phyolacca acinosa* Roxb. 或垂序商陆 *Phytolacca americana* L. 的干燥根。

【采收加工】秋季至次春采挖，除去须根和泥沙，切成块或片，晒干或阴干。

【植物形态】商陆：多年生草本植物，高 1～1.5 m。茎粗大、直立，绿色。块根肥厚肉质、圆锥形，外皮淡黄色。叶互生，卵状椭圆形至长椭圆形，长 12～25 cm，宽 5～10 cm，先端急尖，基部楔形而下延，全缘，侧脉羽状，主脉粗壮；叶柄长 1.5～3 cm。总状花序直立，顶生或侧生，长可达 20 cm，花两性；萼通常 5 枚，偶为 4 枚，初白色，后变淡红色，直径约 0.8 cm；花瓣 5，雄蕊 8；心皮 8～10，离生。浆果扁球形。种子肾圆形，黑色。花期 6—8 月，果期 8—10 月。

垂序商陆：多年生草本，高可达 2 m。根倒圆锥形。茎圆柱形，有时带紫红色。叶椭圆状卵形或卵状披针形，长 9～18 cm，先端尖，基部楔形；叶柄长 1～4 cm。总状花序顶生或与叶对生，纤细，长 5～20 cm，花较稀少。花梗长 6～8 mm；花白色，微带红晕，径约 6 mm；花被片 5，雄蕊、心皮及花柱均为 10，心皮连合。果序下垂，浆果扁球形，紫黑色。种子肾圆形，平滑，径约 3 mm。花期 6—8 月，果期 8—10 月。

【药材性状】药材为纵切或横切的不规则块片，大小不等。外皮黄白色或淡棕色。横切片为不规则圆形，弯曲不平，边缘皱缩，直径为 2～8 cm，厚 2～6 mm，切面浅黄棕色或黄白色，木部隆起，形成 3～10 个凹凸不平的同心性环状层纹，俗称"罗盘纹"。纵切片为不规则长方形，弯曲或卷曲，木质部呈平行条状突起。质硬，不易折断。气微，味稍甜，久嚼麻舌。以片大色白、有粉性、两面环纹明显者为佳。

【生境分布】生于疏林下、林缘、路旁、山沟等湿润的地方。恩施州各县（市）均有分布，有栽培。

【化学成分】含三萜皂苷类、黄酮类、酚酸类、甾醇类以及多糖类等，其中三萜皂苷类主要包括商陆苷、美商陆苷、美商陆酸、美商陆皂苷元、加利果酸等，黄酮类以山奈酚型黄酮醇为主，酚酸类主要包括对羟基苯甲酸、香草酸、芥子酸、香豆酸、加利果酸、咖啡酸、齐墩果酸、阿魏酸等。

【作　　用】有逐水消肿、通利二便、解毒散结的作用；常用于治疗水肿胀满、二便不通、癥瘕、瘰疬、疮毒。

【性　　味】性寒，味苦；有毒。

三十九、麻布七（高乌头）

【别　　名】破骨七、麻布袋、统天袋、穿心莲乌头、穿心莲牛扁、麻布芪、穿心莲、统仙袋、麻布口袋。

【来　　源】为毛茛科乌头属植物高乌头 *Aconitum sinomontanum* Nakai 的根。

【采收加工】秋季采挖根部，除去残茎叶、须根及附着的黑皮，洗净，晒干或鲜用。

【植物形态】多年生草本。根粗壮，圆柱形，黑褐色，老时有网状栓皮。茎直立，中空，高 60～150 cm，中、下部散生开展或微反曲的毛，或近无毛。叶互生，具长柄，外廓肾形、肾状半圆形，长 8～19 cm，宽 11～24 cm，基部心形，3 深裂近基部，中央裂片菱状楔形，3 中裂，侧裂片斜扇形，二回三中裂，各裂片下部全缘，上部具粗而尖锐的锯齿，两面均散生开展毛或近无毛；基生叶柄长，茎生叶柄向上渐次缩短，长 3～37 cm，基部扩大呈鞘，散生开展毛或近无毛。总状花序着生于茎端及上部叶腋，长 10～50 cm，花序轴及花梗均密被黄色反曲的短柔毛；花序基部苞片叶状，通常分裂，花梗基部苞片线状披针形，被短柔毛，小苞片线形，着生于花梗中部；花蓝紫色或淡紫色，外面密被反曲短柔毛，上萼片筒状，高 1.8～2.2 cm，侧萼片倒卵圆形，长约 1 cm，下萼片长圆形，与侧萼片近等长；花瓣无毛，唇部先端微凹，距向下内卷；雄蕊无毛，花丝全缘；心皮 3，无毛。蓇葖果无毛，长约 1.5 cm；种子倒卵形，具 3 棱，横狭翅密而明显。花期 6—8 月，果期 8—10 月。

【药材性状】根圆柱形或圆锥形，有的从根处分枝，长 10～20 cm，中部直径 1.0～2.5 cm。表面暗棕色，粗糙，或因栓化细胞脱落而可见多数裂生细根纵向排列或似网纹状。质坚硬，能折断，断面淡黄棕色，有的根中央已枯朽成空洞状。气微，味辛、苦、微麻。

【鉴别要点】根横切面可见根上段的一侧有凹沟，中央有多个外韧型维管束排成一环，其内侧为一个木质束环，中心部分因栓化细胞脱落而形成空隙；中段可见数个裂生中柱，每个中柱各包含 1～2 个维管束，内侧往往有木质部束，中央为大空隙。支根呈原生中柱状。本品薄壁细胞中含细小的淀粉粒。

【生境分布】生于海拔 1 000 m 以上的林下或灌丛。主要分布于建始县龙坪乡，已有少量栽培。

【化学成分】含毛茛乌头碱、拉帕乌头碱、高乌碱、高乌酮碱、脱乙酰次乌头碱、脱乙酰冉乌头碱、高乌甲素、冉乌头碱、牛扁酸单甲酯、高乌碱宁丁、高乌碱宁戊、N-去乙酰高乌甲素、刺乌宁、刺乌定、N-去乙酰冉乌碱、8-O-Acetylexcelsine 等。

【作　　用】具有镇痛、抗炎、抗凝血、解热、局部麻醉、增强机体耐缺氧和代谢能力的作用，以及祛风除湿、散瘀止痛的作用；常用于治疗风湿痹痛、胃痛、跌扑损伤、疮疖肿毒、瘰疬。

【性　　味】性温，味苦、辛、咸；有毒。

四十、麻玉七（半夏）

【别　　名】三步跳、三叶半夏、止叶老。

【来　　源】为天南星科植物半夏 *Pinellia ternata*（Thunb.）Breit. 的干燥块茎。

【采收加工】夏、秋两季采挖，洗净，除去外皮和须根，晒干。

【植物形态】块茎圆球形，直径 1～2 cm，具须根。叶 2～5 枚，有时 1 枚；叶柄长 15～20 cm，基部具鞘，鞘内、鞘部以上或叶片基部（叶柄顶头）有直径 3～5 mm 的珠芽，珠芽在母株上萌发或落地后萌发；幼苗叶片卵状心形至戟形，为全缘单叶，长 2～3 cm，宽 2～2.5 cm；老株叶片 3 全裂，裂片绿色，背淡，长圆状椭圆形或披针形，两头锐尖，中裂片长 3～10 cm，宽 1～3 cm；侧裂片稍短；全缘或具不明显的浅波状圆齿，侧脉 8～10 对，细弱，细脉网状，密集，集合脉 2 圈。花序柄长 25～30 cm，长于叶柄。佛焰苞绿色或绿白色，管部狭圆柱形，长 1.5～2 cm；檐部长圆形，绿色，有时边缘青紫色，长 4～5 cm，宽 1.5 cm，钝或锐尖。肉穗花序：雌花序长 2 cm，雄花序长 5～7 mm，其中间隔 3 mm；附属器绿色变青紫色，长 6～10 cm，直立，有时 S 形弯曲。浆果卵圆形，黄绿色，先端渐狭为明显的花柱。花期 5—7 月，果 8 月成熟。

【药材性状】块茎呈类球形，有的稍偏斜，直径 1～1.5 cm。表面白色或浅黄色，顶端有凹陷的茎痕，周围密布麻点状根痕；下面钝圆，较光滑。质坚实，断面洁白，富粉性。气微，味辛辣、麻舌而刺喉。

【鉴别要点】粉末为类白色，显微镜下观察可见淀粉粒甚多，单粒类圆形、半圆形或圆多角形，直径 2～20 μm，脐点裂缝状、人字状或星状；复粒由 2～6 分粒组成。草酸钙针晶束存在于椭圆形黏液细胞中，或随处散在，针晶长 20～144 μm。螺纹导管直径 10～24 μm。

【生境分布】生于山坡林下、房前屋后、路边石墙缝隙中。恩施州各县（市）均广泛分布，在少数地区有栽培。

【化学成分】主要含麻黄碱、鸟苷、葫芦巴碱、腺苷、胆碱、胸苷、肌苷、左旋麻黄碱、十六碳烯二酸、茴香醛、黄芩苷、黄芩苷元、β-谷甾醇、葡萄糖苷、胡萝卜苷、原儿茶醛、棕榈酸、尿黑酸、琥珀酸、芳香酸、大黄酚、外源凝集素、精氨酸、天门冬氨酸、谷氨酸、丙氨酸、缬氨酸、亮氨酸等。

【作　　用】有燥湿化痰、降逆止呕、消痞散结的作用；常用于治疗湿痰寒痰、咳喘痰多、痰饮眩悸、风痰眩晕、痰厥头痛、呕吐反胃、胸脘痞闷、梅核气；外治痈肿痰核。

【性　　味】性温，味辛、麻辣；有毒。

【备　　注】①不宜与川乌、制川乌、草乌、制草乌、附子同用；生品有毒，内服宜慎。②同科植物鞭檐犁头尖 *Typhonium flagelliforme* 的块茎在恩施部分地区也作为麻玉七使用，其药材根痕小疙瘩状，遍布全体，茎痕突起或平坦；作用与半夏相似，但毒性更大，临床使用时应注意区分和调节剂量。③同科植物犁头尖 *Typhonium divaricatum*（L.）Decne. 的块茎在恩施部分地区也作为麻玉七使用，其药材较小，圆锥形、长椭圆形或卵圆形，下端稍尖，表面有稀疏的圆点状根痕，顶端有较大而凸起的褐色芽痕；作用与半夏相似，但毒性更大。④生麻玉七误服微量（0.1～2.4 g）即可中毒，临床需炮制后使用。此外，麻玉七还对局部黏膜具有强烈刺激性、肾毒性、妊娠胚胎毒性、致畸作用。如果中毒，表现为对口腔、咽喉、胃肠道黏膜及对神经系统的毒性，如口干舌麻、胃部不适，口腔、咽喉及舌有烧灼疼痛、肿胀、流口水、恶心、胸前有压迫感、音嘶或失音、呼吸困难、痉挛甚至窒息死亡。

四十一、马鞭七（马鞭草）

【别　　名】铁马鞭、铁马钱、马鞭稍、土荆芥、龙芽草。

【来　　源】为马鞭草科植物马鞭草 *Verbena officinalis* L. 的全草。

【采收加工】6—8 月花开时采割，除去杂质、切段、晒干。

【植物形态】多年生草本，高可达 1 m 以上。茎直立，基部木质化，上部有分枝，四棱形，棱及节上疏生硬毛。叶对生；茎生叶近无柄；叶片倒卵形或长椭圆形，长 3～5 cm，宽 2～3 cm，先端尖，基部楔形，羽状深裂，裂片上疏生粗锯齿，两面均有硬毛。穗状花序顶生或腋生，长 16～30 cm；花小，紫蓝色；花萼管状，长约 2 mm，先端 5 浅裂，外面及顶端具硬毛；花冠唇形，下唇较上唇为大，上唇 2 裂，下唇 3 裂，喉部有白色长毛；雄蕊 4，着生花冠筒内，不外露；雌蕊 1，子房上位，4 室，花柱顶生，柱头 2 裂。蒴果长方形，成熟时分裂为 4 个小坚果。花期 6—8 月，果期 7—10 月。

【药材性状】干燥全草或带根全草。根茎圆柱形，长 1～2 cm，表面土黄色，周围着生多数的根及须根。茎四棱形，灰绿色或黄绿色，有纵沟，具稀疏的毛；质硬、易折断，断面纤维状，中央有白色的髓，或已成空洞。叶片灰绿色或棕黄色，质脆，多皱缩破碎，具毛。顶端具花穗，可见黄棕色的花瓣；有时成果穗，果实宿存灰绿色的萼片，萼片脱落后，则见灰黄色的 4 个小坚果。气微，味微苦。以干燥、色青绿、带花穗、无根及杂质者为佳。

【鉴别要点】茎表皮细胞呈长多角形或类长方形，垂周壁多平直，具气孔；叶下表皮细胞垂周壁波状弯曲，气孔不定式或不等式，副卫细胞 3～5 个；腺鳞头部 4 个细胞，直径 23～58 μm；柄单细胞；非腺毛单细胞；花粉粒类圆形或类圆三角形，直径 24～35 μm，表面光滑，有 3 个萌发孔。茎横切面可见表皮细胞 1 列，长方形，切向壁稍厚；棱角的角隅处有角质状增厚细胞 4～5 列，内含浅黄色色素；皮层纤维束于茎的四角，各有 1 个大束，四边各有 2 个小束；韧皮部狭窄，细胞较小；形成层成环；木质部稍宽，由导管、木薄壁细胞及纤维组成；中央髓部宽广，细胞壁薄。

【生境分布】生于林边及旷野草地。恩施州各县（市）均广泛分布。

【化学成分】含马鞭草苷、戟叶马鞭草苷、羽扇豆醇、β-谷甾醇、乌苏酸、桃叶珊瑚苷、蒿黄素、马鞭草新苷、水苏糖等。

【作　　用】有清热解毒、截疟杀虫、赶水消肿、通经散瘀的作用；常用于治疗疟疾、血吸虫病、丝虫病、感冒发烧、急性胃肠炎、细菌性痢疾、肝炎、肝硬化腹水、肾炎水肿、尿路感染、阴囊肿痛、月经不调、血瘀经闭、牙周炎、白喉、咽喉肿痛；外用治跌打损伤、疔疮肿毒。

【性　　味】性微热，味麻辣、微涩。

【备　　注】恩施部分地区将马鞭草科杜荆属植物单叶蔓荆 *Vitex rotundifolia* Linnaeus f. 的全草充作马鞭七使用，其与本品的区别在于花药“个”字形分叉，子房球形，密生腺点，花柱无毛，柱头 2 裂。其作用偏疏散风热、清利头目。常用于治疗风热感冒、头痛、齿龈肿痛、目赤多泪、目睛不明、头晕目眩。临床使用时应注意区分。

四十二、马尾七（落新妇）

【别　　名】新媳妇儿、虎麻、术活、铁杆升麻。

【来　　源】为虎耳草科落新妇属植物落新妇 *Astilbe chinensis* （Maxim.）Franch. et Sav. 的全草或根茎。

【采收加工】秋季挖取根状茎，除去须根，洗净，切片，晒干；或连根挖取，晒干备用。

【植物形态】多年生直立草本，高 45～65 cm。根茎横走，粗大呈块状，被褐色鳞片及深褐色长绒毛，须根暗褐色。基生叶为二至三回三出复叶，具长柄，托叶较狭；小叶片卵形至长椭圆状卵形或倒卵形，长 2.5～10 cm，宽 1.5～5 cm，先端通常短渐尖，基部圆形、宽楔形或两侧不对称，边缘有尖锐的重锯齿，两面均被刚毛，脉上尤密；茎生叶 2～3，较小，与基生叶相似，仅叶柄较短，基部钻形。花轴直立，高 20～50 cm，下端具鳞状毛，上端密被棕色卷曲长柔毛；花两性或单性，稀杂性或雌雄异株，圆锥状花序对茎生叶而生出；苞片卵形，较花萼长约 1.5 mm，萼筒浅杯状，5 深裂；花瓣 5，窄线状，长约 5 mm，淡紫色或紫红色；雄蕊 10，花丝青紫色，花药青色，成熟后呈紫色；心皮 2，基部连合，子房半上位。蒴果，成熟时橘黄色。种子多数。花期 8—9 月。

【生境分布】生于海拔 400～2 600 m 的山坡林下阴湿地或林缘路旁草丛

恩施州土家族药用植物研究

中。在恩施州各县（市）均广泛分布。

【化学成分】含岩白菜素、水杨酸、2,3-二羟基苯甲酸等。

【性　　味】性微热，味麻、辣，微涩。

【作　　用】有赶毒清热、赶风除湿、散瘀消肿、止痛止咳的作用；常用于治疗跌打损伤、风湿性关节痛、胃痛及毒蛇咬伤等。

【备　　注】①本品的块根在恩施地区习称红升麻，呈不规则长块状，长约 7 cm，直径 0.5～1.0 cm。表面棕褐色，凹凸不平，有多数须根痕，有时可见鳞片状苞片。残留茎基生有棕黄色长绒毛。质硬，不易折断，断面粉性，黄白色，略带红色或红棕色。以个大、质坚、断面白色或微带红色者为佳。其性热，味麻辣、微苦，可活血止痛、祛风除湿、强筋健骨、解毒，常用于治疗闭经、跌打损伤、睾丸炎、毒蛇咬伤等。②同属植物大落新妇 *Astilbe grandis* Stapf ex Wils. 在恩施部分地区也作为马尾七使用，与落新妇的区别在于大落新妇小叶片通常短渐尖，圆锥花序宽可达 17 cm，花序轴被腺毛，花瓣白色或紫色，花期 5—6 月，果期 8—9 月。

四十三、麦刁七（山酢浆草）

【别　　名】大叶酢浆草、三夹莲、铜锤草、大老鸦酸、麦穗七、麦子七、三块瓦。

【来　　源】为酢浆草科酢浆草属植物山酢浆草 *Oxalis griffithii* Edgeworth et J. D. Hooker 的根及根茎。

【采收加工】秋季挖根，洗净泥土，鲜用或晒干。

【植物形态】多年生草本，高约 20 cm。根状茎肥厚，斜卧，有残留的鳞片状叶柄基部，多少呈麦穗形。叶基生，叶柄长 8～15 cm，密被长柔毛；三小叶复叶，小叶片倒三角形，长 2～2.5 cm，宽 3～3.5 cm，先端凹缺，基部楔形，全缘，两面均被柔毛。夏初开白色或淡黄色花，有时呈淡红色，直径约 2 cm，单生于基生花梗上，花梗中部有 1 苞片，被毛；萼片、花瓣均 5；雄蕊 5 长 5 短，花丝基部合生；子房 5 室，花柱 5，分生。蒴果成熟时室背开裂，弹出种子。

【药材性状】根茎呈圆柱形，长 4～9 cm，直径 0.5～1.2 cm，表面棕褐色，似麦穗状，有紧密交互排列的叶柄残基。质柔，易扯断。断面灰白色，中央有黄白色髓部，有少数须根，红褐色。基叶 3～5，有长柄，皱缩，叶片淡绿色至淡黄绿色，展平后呈三出复叶，小叶片倒三角形。气微，味淡，微酸、辛、甘、涩。

【生境分布】生长于高山及二高山地区的山地林下较阴暗潮湿的地方。恩施州各县（市）均广泛分布，也作为园林观赏植物大面积栽培。

【化学成分】主要含有机酸类化学成分。

【性　　味】性平，味淡。

【作　　用】有清热解毒、利尿通淋、消肿止痛的作用；常用于治疗痢疾、目赤肿痛、小儿口疮等；外用治乳腺炎、带状疱疹等。

【备　　注】①同属植物红花酢浆草 *Oxalis corymbosa* DC. 的根及根茎在恩施部分地区也作为麦刀七使用，其根茎部有多数小鳞茎聚生在一起，鳞片褐色，有 3 条纵棱；其作用偏于清热解毒、散瘀消肿、调经止带，常用于治疗肾盂肾炎、痢疾、咽炎、牙痛、月经不调、白带等；外用治毒蛇咬伤、跌打损伤、烧烫伤等。②同属植物白花酢浆草 *Oxalis acetosella* L. 的根及根茎在恩施部分地区也作为麦刀七使用，其根茎斜卧，有残留的鳞片状叶基；其作用偏于清热解毒、散瘀消肿，常用于肾炎血尿、疔肿、鹅口疮、跌打损伤。

四十四、毛狗七（金毛狗）

【别　　名】狗脊、毛犬、金毛狗脊。

【来　　源】为蚌壳蕨科金毛狗属植物金毛狗 *Cibotium barometz*（L.）J. Sm. 的干燥根茎。

【采收加工】秋、冬两季采挖，除去泥沙，干燥；或去硬根、叶柄及金黄色绒毛，切厚片，干燥；或蒸后晒至六七成干，切厚片，干燥。

【植物形态】根状茎卧生，粗大，顶端生出一丛大叶，柄长可达 120 cm，粗 2～3 cm，棕褐色，基部被有一大丛垫状的金黄色茸毛，长逾 10 cm，有光泽，上部光滑。叶片大，长可达 180 cm，宽约与长相等，广卵状三角形，三回羽状分裂；下部羽片为长圆形，长可达 80 cm，宽 20～30 cm，有柄（长 3～4 cm），互生，远离；一回小羽片长约 15 cm，宽约 2.5 cm，互生，开展，接近，有小柄（长 2～3 mm），线状披针形，长渐尖，基部圆截形，羽状深裂几达小羽轴；末回裂片线形略呈镰刀形，长 1～1.4 cm，宽约 3 mm，尖头，开展，上部的向上斜出，边缘有浅锯齿，向先端较尖，中脉两面凸出，侧脉两面隆起，斜出，单一，但在不育羽片上分为二叉；叶几为革质或厚纸质，干后上面褐色，有光泽，下面为灰白色或灰蓝色，两面光滑，或小羽轴上下两面略有短褐毛疏生。孢子囊群在每一末回能育裂片 1～5 对，生于下部的小脉顶端，囊群盖坚硬，棕褐色，横长圆形，两瓣状，内瓣较外瓣小，成熟时张开如蚌壳，露出孢子囊群；孢子为三角状的四面形，透明。

【药材性状】呈不规则的长块状，长 10～30 cm，直径 2～10 cm。表面深棕色，残留金黄色绒毛；上面有数个红棕色的木质叶柄，下面残存黑色细根。

质坚硬，不易折断。无臭，味淡、微涩。生片呈不规则长条形或圆形，长 5~20 cm，直径 2~10 cm，厚 1.5~5 mm；切面浅棕色，较平滑，近边缘 1~4 mm 处有 1 条棕黄色隆起的木质部环纹或条纹，边缘不整齐，偶有金黄色绒毛残留；质脆，易折断，有粉性。熟片呈黑棕色，质坚硬。

【鉴别要点】根茎横切面可见表皮细胞 1 列，残存金黄色的非腺毛；其内有 10 余列棕黄色厚壁细胞，壁孔明显；木质部排列成环，由管胞组成，其内外均有韧皮部和内皮层；皮层和髓均由薄壁细胞组成，细胞充满淀粉粒，有的含黄棕色物。叶柄基部横切面可见分体中柱多呈 U 形，30 余个断续排列成双卷状；木质部居中，外围为韧皮部、内皮层。

【生境分布】生于山脚沟边，或林下阴湿酸性土中。恩施州各县（市）均有分布。

【化学成分】主要含 1,3 -苯间二氧杂环戊烯、十五烷酸、油酸、亚油酸、棕榈酸、十六碳三烯酸甲酯、亚油酸甲酯、γ-松油烯、桧烯、胡椒酮、杜松二烯、金粉蕨素、金粉蕨素- $2'-O-\beta-D$-阿罗糖苷、蕨素 R、蕨素 Y、异组织蕨素 A、金粉蕨素- $2'-O$-葡萄糖苷、绵马酚、香草醛、丁香醛、对羟基苯甲酸、香荚兰乙酮、原儿茶素、原儿茶醛、金毛狗脊苷、咖啡酸、山奈素、金毛狗脊皂苷、葡萄糖、蔗糖、5 -羟甲基糠醛、天冬氨酸、谷氨酸、脯氨酸、组氨酸、赖氨酸、甲硫氨酸、β-谷甾醇、胡萝卜苷、硬脂酸等。

【作　　用】有祛风湿、补肝肾、强腰膝、利关节的作用；用于治疗风湿痹痛、腰膝酸软、下肢无力、尿频、遗精等。

【性　　味】性温，味苦、甘。

【备　　注】毛狗七根状茎上的金黄色茸毛在恩施部分地区习称毛狗毛，其有止血的作用，用于治外伤出血，如拔牙创面出血时，以高度白酒含漱后将其贴敷于出血创面。

四十五、毛姜七（骨碎补）

【别　　名】猴姜、爬岩姜、申姜、毛姜。

【来　　源】为骨碎补科骨碎补属植物骨碎补 *Davallia trichomanoides* Blume 的干燥根茎。

【采收加工】全年均可采挖，除去泥沙，干燥或再燎去茸毛（鳞片）。

【植物形态】通常附生岩石上，匍匐生长，或附生树干上，螺旋状攀缘。根状茎直径 1~2 cm，密被鳞片；鳞片斜升，盾状着生，长 7~12 mm，宽 0.8~1.5 mm，边缘有齿。叶二型，基生不育叶圆形，长 5~7 cm，宽 3~6 cm，基部心形，浅裂至叶片宽度的 1/3，边缘全缘，黄绿色或枯棕色，厚干膜质，下面有疏短毛。正常能育叶叶柄长 4～7（～13）cm，具明显的狭翅；叶片长 20～45 cm，宽 10～15 cm，深羽裂到距叶轴 2～5 mm 处，裂片 7～13 对，互生，稍斜向上，披针形，长 6～10 cm，宽 2～3 cm，边缘有不明显的疏钝齿，顶端急尖或钝；叶脉两面均明显；叶干后纸质，仅上面中肋略有短毛。孢子囊群圆形、椭圆形，叶片下面全部分布，沿裂片中肋两侧各排列成 2～4 行，成熟时相邻 2 侧脉间有圆形孢子囊群 1 行，或幼时成 1 行长形的孢子囊群，混生有大量腺毛。

【药材性状】呈扁平长条状，多弯曲，有分枝，长 5～15 cm，宽 1～1.5 cm，厚 0.2～0.5 cm。表面密被深棕色至暗棕色的小鳞片，柔软如毛，经火燎者呈棕褐色或暗褐色，两侧及上表面均具突起或凹下的圆形叶痕，少数有叶柄残基和须根残留。体轻，质脆，易折断，断面红棕色，维管束呈黄色点状，排列成环。气微，味淡、微涩。

【鉴别要点】根茎横切面可见表皮细胞 1 列，外壁稍厚；鳞片基部着生于表皮凹陷处，由 3～4 列细胞组成；内含类棕红色色素；维管束周韧型，17～28 个排列成环；各维管束外周有内皮层，可见凯氏点；木质部管胞类多角形。粉末为棕褐色，显微镜下观察可见鳞片碎片棕黄色或棕红色，体部细胞呈长条形或不规则形，壁稍弯曲或平直，边缘常有毛状物，两细胞并生，先端分离；柄部细胞形状不规则；基本组织细胞微木化，孔沟明显。

【生境分布】附生岩石上、墙壁或树干上。恩施州各县（市）均有分布。

【化学成分】主要含柚皮苷、新北美圣草苷、江户樱花苷、柚皮素-7-O-β-D-葡萄糖苷、北美圣草素、（2R）-柚皮苷、柚皮素、苦参酮、山奈酚、紫云英苷、阿福豆苷、山奈酚-7-O-α-L-呋喃阿拉伯糖、木犀草素-7-O-β-D-葡萄糖醛酸苷、木犀草素-7-O-β-D-新橙皮糖苷、金鱼草素-6-新橙皮糖苷、环劳顿醇、里白烯、里白醇、环劳顿醛、东北贯众醇乙酸酯、东北贯众醇、反式咖啡酸、二氢异阿魏酸、二氢咖啡酸、儿茶素、阿夫儿茶素、表儿茶素、里白烯酸、桂皮酸、阿魏酸、咖啡酸、原儿茶素、香草酸-4-O-β-D-吡喃葡萄糖苷等。

【作　用】有赶风赶湿、补肾强骨、续伤止痛的作用；常用于治疗肾虚腰痛、耳鸣耳聋、牙齿松动、跌扑闪挫、筋骨折伤；外治斑秃、白癜风。

【性　味】性温，味苦。

【备　注】①同属植物大叶骨碎补 *Davallia divaricata* 的根茎在恩施部分地区也作为毛姜七使用。其药材呈圆柱形，通常扭曲，长 4～15 cm，直径约 1 cm；表面红棕色至棕褐色，具明显的纵沟纹和圆形突起的叶基痕，并有残留的黄棕色鳞片；质坚硬，不易折断；断面略平坦，红棕色，有多数黄色点状分体中柱，排列成环，中心 2 个较大；气微，味涩。②槲蕨科崖姜蕨属植物

崖姜 *Aglaomorpha coronans* （Wall. ex Mett.）Copel. 在恩施部分地区也作为毛姜七使用，其药材根茎圆柱形，表面密被条状披针形而松软的鳞片，鳞片脱落处显紫褐色，有大小不等的纵向沟脊及细小纹理；断面褐色，点状分体中柱排成类圆形。气极微、味涩。均以条粗大、棕色者为佳。

四十六、棉花七（小升麻）

【别　　名】帽辫七、三面刀、金龟草、熊掌七。

【来　　源】为毛茛科升麻属植物小升麻 *Cimicifuga japonica* （Thunberg）Sprengel 的根茎。

【采收加工】夏秋季采挖，洗净，晒干。

【植物形态】多年生草本，高 25～110 cm。根茎横生，近黑色，多数细根。茎直立，上部密被灰色短柔毛。叶 1～2，近基生，一回三出复叶；叶柄长达 32 cm，被疏柔毛或近无毛；中央小叶卵状心形，长 5～20 cm，宽 4～18 cm，7～9 掌状浅裂，边缘具锯齿；侧生小叶较小，上面近叶缘被短糙伏毛，下面沿脉被白色柔毛。总状花序细长，长 10～25 cm，具多数花；花序轴密被灰色短柔毛；花小，上径约 4 mm，近无梗；萼片 5，花瓣状，白色，椭圆形或倒卵状椭圆形，长 3～5 mm；花瓣无；退化雄蕊圆卵形，长约 4.5 mm，基部有蜜腺；雄蕊多数，花丝狭线形，长 4～7 mm，花药椭圆形，长 1～1.5 mm；心皮 1～2，无毛。蓇葖果，长约 10 mm，宽约 3 mm，宿存花柱向外方伸展。种子 8～12，椭圆状卵球形，长约 2.5 mm，浅褐色，有多数横向短鳞翅。花期 8—9 月，果期 9—10 月。

【药材性状】根茎呈不规则块状，分枝多，呈结节状，长 4～10 cm，直径 0.5～1.2 cm。表面灰褐色或灰黄色，较平坦，上面有圆洞状或稍凹陷茎基痕，直径 2～6 cm，高 1.5～4 cm；下面有坚硬的残存须根。体实质坚韧，不易折断，断面稍平坦，稀中空，粉性，木部褐色或黄褐色，髓部黄绿色。气微香，味微苦而涩。

【鉴别要点】根茎横切面可见后生皮层细胞 1 列，外壁木栓化增厚，有的外平周壁及垂周壁具乳头状增厚，突入细腔；皮层细胞 17～23 列；有时可见根迹维管束。中柱鞘纤维束为 15～50 个纤维，纤维多角形；维管束约 28 个，环列，外韧型；韧皮部细胞径向排列较整齐；形成层环明显，呈 5～8 角形；木质部导管多 2～7 个成群，内侧有非木化的薄壁细胞群，其间有小导管。射线宽 8～27 列细胞。髓部大，占横切面的 1/2；薄壁细胞充满淀粉粒。粉末为黄褐色，可见木纤维略呈长梭形，有的稍弯曲，末端斜尖、长尖、具指状凸起或钝圆，有的二叉状或钩状，木化，纹孔斜裂缝状或"十"字形、"人"字形；

纤维细长根形，末端钝圆或斜尖，木化纹孔圆点状，孔沟明显；导管主要为具缘纹孔导管，也有网纹、弱点纹、螺纹导管，有的含黄色泌物；木薄壁细胞长圆形或类三角形，纹孔明显，多呈狭缝状；后生皮层细胞黄棕色，表面观类多角形，壁稍厚；淀粉粒多聚集成团，单粒类圆形，复粒由2～3分粒组成。

【生境分布】生于海拔800～2 600 m 的山地林下或林缘。在恩施州各县（市）均有分布，其中利川佛宝山分布较多。

【化学成分】主要含升麻环氧醇、25-O-甲基升麻环氧醇、15-O-甲基升麻环氧醇、去羟-15-O-甲基升麻环氧醇、25-O-乙酰升麻环氧醇、15,24-双异升麻环氧醇、兴安升麻醇、异兴安升麻醇、25-O-甲基异兴安升麻醇、金龟草二醇、25-O-甲基金龟草二醇、金龟草酮醇、24-O-乙酰金电草酮醇、O-甲基金龟草醇；还含有β-谷甾醇、升麻二烯醇、升麻二灶烯醇酯、25-O-乙酰升麻环氧醇木糖苷、25-O-甲苷基升麻环氧醇木糖苷、升麻苷、升麻新醇木糖苷、乙酰升麻新醇木糖苷及24-乙酰基水合升麻新醇木糖苷等。

【性　　味】性寒，味甘、苦；小毒。

【作　　用】有清热解毒、疏风透疹、活血止痛的作用；常用于治疗咽痛、疖肿、斑疹不透、劳伤、腰腿痛及跌打损伤等。

四十七、牛克七（川牛膝）

【别　　名】白牛膝、大牛膝、天牛膝。

【来　　源】为苋科植物川牛膝 *Cyathula officinalis* Kuan 的根。

【采收加工】秋、冬两季采挖，除去芦头、须根及泥沙，烘或晒至半干，堆放回润，再烘干或晒干。土家族药匠常将其切成片，以高度白酒闷润后炒至焦黄。

【植物形态】多年生草本，高50～100 cm。主根圆柱状，皮近白色。茎略四棱，多分枝，疏生长糙毛。叶对生；叶柄长5～15 mm；叶片椭圆形或狭椭圆形，少数倒卵形，长3～12 cm，宽1.5～5.5 cm；先端渐尖或尾尖，基部楔形或宽楔形，全缘，上面贴生长糙毛，下面毛较密。复聚伞花序密集成花球团；花球团多数，直径1～1.5 cm，淡绿色，平时近白色，在枝端花序轴上交互对生，密集或相距2～3 cm；复聚伞花序3～6次分歧；聚伞花序两性，花在中央，不育花在两侧，苞片卵形，长4～5 mm，光亮，先端刺芒或钩状；不育花的花被片变成具钩的坚硬芒刺；两性花长3～5 mm，花被片披针形，先端刺尖头，内侧3片较窄；花丝基部密生节状束毛，退化雄蕊长方形，长0.3～0.4 mm，宽约为长的1/2，先端齿状浅裂；子房圆筒形或倒卵形，长1.3～1.8 mm，花柱长约1.5 mm，宿存，柱头头状。胞果椭圆形或倒卵形，长2～

3 mm，直径 1～2 mm，淡黄色，包裹在宿存花被内。种子椭圆形，透镜状，长 1.5～2 mm，带红色，光亮。花期 6—7 月，果期 8—9 月。

【药材性状】药材呈近圆柱形，微扭曲，向下略细或有少数分枝，长 30～60 cm，直径 0.5～3 cm。表面黄棕色或灰褐色，具纵皱纹、支根痕和多数横向突起的皮孔。质韧，不易折断，断面浅黄色或棕黄色，维管束点状，排列成数轮同心环。气微，味甜。一般以条粗壮、质柔韧、油润、断面棕色或黄白色者为佳。

【鉴别要点】横切面可见木栓细胞数列，皮层窄，中柱大，三生维管束外韧型，断续排列成 4～11 轮，内侧维管束的束内形成层可见；木质部导管多单个，常径向排列，木化；木纤维较发达，有的切向延伸或断续连接成环；中央次生构造维管系统常分成 2～9 股，有的根中心可见导管稀疏分布；薄壁细胞含草酸钙砂晶、方晶。粉末为棕色，显微镜下观察可见草酸钙砂晶、方晶散在，或充塞于薄壁细胞中；具缘纹孔导管，纹孔圆形或横向延长呈长圆形，互列，排列紧密，有的导管分子末端呈梭形。纤维长条形，弯曲，末端渐尖，纹孔呈单斜纹孔或"人"字形，也可见具缘纹孔、纹孔口交叉成"十"字形，孔沟明显，疏密不一。

【生境分布】生长于海拔 500 m 以上的山坡、林边、路旁等。恩施州各县（市）均广泛分布，以栽培为主，是恩施主产药材品种之一。

【化学成分】主要含甾酮类化合物如 β-蜕皮甾酮、杯苋甾酮、紫苋甾酮等；还含有少量黄酮类、氨基酸类和环烯醚萜类化合物。

【作　　用】有赶气赶湿、活血散瘀、消痈肿、补肝肾、强筋骨的作用；常用于治疗咽喉肿痛、血瘀经闭、胞衣不下、产后瘀血腹痛、跌打损伤、风湿痹痛等。

【性　　味】性平，味甘、微苦涩。

四十八、螃蟹七

【别　　名】狗爪南星、天南星、白南星。

【来　　源】为天南星科植物螃蟹七 Arisaema fargesii Buchet 的块茎。

【采收加工】秋后采挖，洗净，鲜用或切片晒干。土家族中常采用雪水或白矾水浸泡至麻舌感轻微或消失后入药。

【植物形态】多年生草本。块茎扁球形，直径 3～5 cm，常具多数小球茎。鳞叶 3，褐色，宽 2～2.5 cm，向上渐狭，最上的长约 15 cm。叶柄长 20～40 cm，粗 6～7 mm，下部 1/4 具鞘；叶片 3 深裂至 3 全裂，裂片全缘，中裂片近菱形，卵状长圆形至卵形，长 17～32 cm，宽 15～25 cm；侧裂片斜椭圆形，长 9～23 cm，宽 6～16 cm；中肋背面隆起，侧脉 9～10 对，集合脉距边缘约 5 mm。花序柄比叶柄短而细，长 18～26 cm。佛焰苞紫色，有苍白色线状条纹，管部近圆柱形，长 4～8 cm，直径 1.5～2 cm，喉部边缘耳状反卷；檐部长圆三角形，拱形下弯或近直立，长 6～12 cm，宽 4～4.5 cm，长渐尖，具长 1～4 cm 的尾尖。肉穗花序单性，雄花序长 2.5～3 cm，圆柱形，粗 4～5 mm，雄花有花药 2～4，药室卵圆形，基部叉开，顶孔开裂；雌花序长约 2 cm，子房具棱，顶部长圆形，花柱极短而粗，柱头有毛；附属器粗壮，圆锥状，长 4.5～9 cm，基部骤狭成短柄，上部长渐尖，先端钝，粗 1.5～5 mm，近直立或上部略弯。花期 5—6 月。

【药材性状】块茎多呈扁平皿状，直径 2～4 cm，高 5～10 mm，也有呈不规则半球形。表面淡黄棕色或绿黑色，有的可见未去净的淡棕色外皮。顶端凹陷（茎痕），周围有数个深陷的须根痕，周边有侧芽，呈长圆形突起，其顶端凹陷。质坚硬，呈角质状，有的略透明。无臭，味辣而麻。

【生境分布】生于海拔 900～1 600 m 的林下或灌丛内多石处。在恩施州各县（市）均广泛分布。

【化学成分】主要含三十七烷、苯甲酸、琥珀酸、棕榈酸、硬脂酸、β-谷甾醇、豆甾醇、胡萝卜苷、D-甘露醇、D-葡萄糖、蔗糖和氯化胆碱。

【作　　用】有祛风赶湿、化痰散结的作用；常用于治疗中风口眼歪斜、半身不遂、破伤风口噤、颈项强直、小儿惊风、咳喘、痈疽肿毒等。

【性　　味】性温，味麻辣，有毒。

【备　　注】本品在恩施地区常作为天南星和麻玉七（半夏）入药，作用基本相似。

四十九、偏头七（管花鹿药）

【别　　名】偏头草、上天草。

【来　　源】为百合科鹿药属植物管花鹿药 *Maianthemum henryi*（Baker）LaFrankie 的根及根茎。

【采收加工】春秋季采挖，洗净，鲜用或切片晒干。

【植物形态】多年生草本，植株高 50～80 cm。根茎直径 1～2 cm。茎中部以上具短硬毛或微硬毛，少有无毛。叶互生，具短柄或几无柄；叶片椭圆形、卵形或长圆形，长 9～22 cm，宽 3.5～11 cm，先端渐尖或具短尖，两面具伏毛或近无毛。花多少偏于轴的一侧，通常排成总状花序，有时基部具 1～2 个分枝或具多个分枝而成圆锥花序，花序长 3～7 cm，具毛；花梗长 1.5～5 mm，具毛；花被高脚碟状，筒部长 6～10 mm，裂片 6，开展，长 2～3 mm；

雄蕊 6，生于花被筒喉部，花丝极短，花药长约 0.7 mm；子房 3 室，花柱稍长于子房，柱头 3 裂。浆果球形，直径 7～9 mm，熟时红色，具 2～4 粒种子。花期 5—6 月，果期 8—10 月。

【药材性状】干燥根茎略呈结节状，稍扁，长 6～15 cm，直径 0.5～1 cm。表面棕色至棕褐色，具皱纹，先端有一至数个茎基或芽基，周围密生多数须根。质较硬，断面白色，粉性。气微，味甜、微辛。以根茎粗壮、断面白色、粉性足者为佳。

【鉴别要点】根茎横切面可见表皮为 1 列扁圆形细胞，细胞排列紧密，外壁稍厚，皮层由 10 余层薄壁细胞组成，裂隙较多；内皮层明显，细胞排列紧密；中柱基本薄壁组织中散生多数周木型维管束；皮层及基本薄壁组织中均有黏液细胞，内含草酸钙针晶束；根茎节处横切面表皮外缘不规则；皮层中散在叶迹维管束；基本薄壁组织中除周木型维管束外，还可见少数外韧型维管束；整个断面细胞排列紧密，裂隙较少；薄壁组织中有含针晶束的黏液细胞。粉末为灰黄色，显微镜下观察可见草酸钙针晶，随处可见，散在，或成束在类圆形或长圆形黏液细胞中；导管主要为螺纹导管，也有具缘纹孔导管、孔纹导管；薄壁细胞随处可见，类圆形或长圆形，近无色；淀粉粒单粒呈类球形，脐点点状，复粒由 2～3 分粒组成。

【生境分布】生于海拔 1 300 m 以上的林下、灌丛下、水旁湿地或林缘。在恩施市新塘乡、宣恩县椿木营乡、利川市佛宝山开发区等地有分布。

【化学成分】主要含甾体皂苷类、黄酮类木犀草素和槲皮素、氨基酸类化学成分；此外，还含有钠、钾、钙、锌、锰、镍、锶等多种微量元素。

【作　　用】有补肾壮阳、活血祛瘀、祛风止痛的作用；常用于治疗肾虚阳痿、月经不调、偏头痛、正头痛、风湿痹痛、痈肿疮毒、跌打损伤。

【性　　味】性温，味甘、微苦。

【备　　注】①同属植物鹿药 *Maianthemum japonicum* (A. Gray) LaFrankie 在恩施少数地区也作为偏头七使用。其植株略矮，高 30～60 cm；根茎横走，多为圆柱状，直径 6～10 mm，有时具膨大结节；茎中部以上具粗伏毛；叶互生，4～9 枚，叶柄长 3～15 mm；叶片纸质，卵状椭圆形、椭圆形或长圆形，长 6～13 cm，宽 3～7 cm，先端近短渐尖，基部圆形，两面疏被粗毛或近无毛。圆锥花序长 3～6 cm，具粗短毛；花单生，花梗长 2～6 mm，花被片 6，分离或仅基部稍合生，长圆形或长圆状倒卵形，长约 3 mm，白色；雄蕊 6，花丝基部贴生于花被片上，花药小；子房 3 室，花柱与子房近等长，柱头几不裂。浆果近球形，直径 5～6 mm，熟时红色，具 1～2 颗种子。花期 5—6 月，果期 8—9 月。②恩施少数地区将偏头七作为老虎七（多花黄精）使用。老虎七的作用偏养阴润肺、补脾益气、滋肾填精，常用于治疗阴虚劳嗽、肺燥咳嗽、脾虚乏力、食少口干、消渴、肾亏腰膝酸软、阳痿遗精、耳鸣目暗、须发早白、体虚赢瘦等。临床上使用时应注意区分。

五十、破血七（尼泊尔老鹳草）

【别　　名】生扯拢、破铜钱、五叶草。

【来　　源】为牻牛儿苗科植物尼泊尔老鹳草 *Geranium nepalense* Sweet 的全草。

【采收加工】果实成熟时采收，除去泥土杂质，洗净，晒干。

【植物形态】多年生草本，高 30～50 cm。根为直根，多分枝，纤维状。茎多数，细弱，多分枝，仰卧，被倒生柔毛。叶对生或偶为互生；基生叶和茎下部叶具长柄，柄长为叶片的 2～3 倍，被开展的倒向柔毛；叶片五角状肾形，基部心形，掌状 5 深裂，裂片菱形或菱状卵形，长 2～4 cm，宽 3～5 cm；上部叶具短柄，叶片较小，通常 3 裂。总花梗腋生，长于叶，每梗具花 2 朵，少有 1 朵花者；萼片卵状披针形或卵状椭圆形，长 4～5 mm；花瓣紫红色或淡紫红色，倒卵形，等于或稍长于萼片。蒴果长 15～17 mm，果瓣被长柔毛，喙被短柔毛。花期 4—9 月，果期 5—10 月。

【药材性状】全株被白色毛，有时盘曲成团或成长短不一的段。茎细，表面微紫红色或灰褐色，有明显的细纵棱；质脆。叶对生，具长柄；叶片多卷曲皱缩，完整者肾状五角形，长 2～3.5 cm，宽 2～5 cm，基部心形，3～5 裂，裂片菱状倒卵形，有齿状缺刻或浅裂，先端尖。花萼宿存，萼片 5，披针形，边缘膜质。果实有微柔毛，顶端有长喙，连同喙长 1.2～1.8 cm，成熟时喙部由下向上内卷，喙不旋转。种子椭圆形，暗褐色。无臭，味先苦后麻。

【鉴别要点】茎部横切面类圆形，边缘有大小不等的小突起；表皮横切面观细胞呈方形或切向延长的长方形，为厚角组织化细胞，切向壁及角隅处增厚，外被菲薄的角质层，有时呈细齿状或细波状；表皮细胞无草酸钙小方晶；皮层由 4～8 层薄壁细胞组成，有胞间隙；中柱鞘由纤维与壁稍增厚的薄壁细胞排列形成连续环层，壁均木化；纤维尖端渐尖或钝圆，纹孔少数，木化薄壁细胞长；两端平截或稍斜置，有明显的小类圆形或扁圆形单纹孔；薄壁细胞中有大量的淀粉粒存在，多单粒，复粒少见。

【生境分布】生于海拔 600～1 400 m 的田野、路旁或杂草丛中。恩施州各县（市）均广泛分布。

【化学成分】主要含有鞣质类如槲皮素、山柰酚、山柰黄素、杨梅素等，有机酸类如没食子酸、鞣花酸、原儿茶素及琥珀酸等，挥发油类如玫瑰醇、香茅醇及牻牛儿醇等；另还含倍半萜酮和三环倍半萜酮等。

【作　　用】有祛风通络、活血、清热利湿的作用；常用于治疗风湿痹痛、肌肤麻木、筋骨酸痛、痢疾、疮毒等。

【性　　味】性平，味苦、微辛。

五十一、荞麦三七（金荞麦）

【别　　名】野荞麦、苦荞头、天荞麦、万年荞、铁石子。

【来　　源】为蓼科荞麦属植物金荞麦 *Fagopyrum dibotrys*（D. Don）Hara 的根状茎。

【采收加工】秋季采挖，洗净，晒干。

【植物形态】多年生草本，高 50～150 cm，全体微被白色柔毛。主根粗大，呈结状，横走，红褐色。茎纤细，多分枝，具棱槽，淡绿微带红色。单叶互生，叶柄长达 9 cm；上部渐短，具白色短柔毛；叶片为戟状三角形，长宽约相等；顶部叶长大于宽，长 7～10 cm，先端长渐尖或尾尖状，全缘或具微波状，基部心脏戟形；顶端叶狭窄，无柄，基部抱茎；上面绿色，下面淡绿色，脉上有白色细柔毛；托鞘抱茎。聚伞花序顶生或腋生；总花梗长 4～8 cm，具白色短柔毛；花被 5；雄蕊 3；花柱 3，柱头头状。瘦果呈卵状三棱形，长 6～8 mm，先端具短尖头，红褐色。花期 9—10 月，果期 10—11 月。

【药材性状】根茎呈不规则块状、圆柱状或结节状，常具瘤状分枝，瘤状分枝顶端有茎的残基，根茎长短不一。表面棕褐色，有环节、纵皱纹、点状皮孔及凹陷的根痕，须根有时残留。质坚硬，切断面淡黄白色至黄棕色，有放射状纹理，中央有髓。气微，味微涩。

【鉴别要点】根茎横切面可见木栓层为 4～5 列木栓细胞，均含棕色物；皮层较窄，薄壁组织中有草酸钙簇晶；韧皮部散在少数纤维束。木质部有内外两层，形似车轮；外层较宽，木薄壁细胞壁较薄，导管形大而稀少，木射线细胞狭长方形；内层较窄，木薄壁细胞壁较厚，导管形小，呈单列径向排列。髓部细胞圆形，壁较厚。

【生境分布】生长于山坡阴湿林下、溪沟边草丛中。恩施州各县（市）均有分布，以栽培为主。

【化学成分】主要含双聚原矢车菊素，还含有微量海柯皂苷元、β-谷甾醇、赤地利苷。

【作　　用】有清热解毒、活血散淤、健脾利湿的作用；常用于治疗咽喉肿痛、肺脓疡、脓胸、肺炎、胃痛、肝炎、痢疾、消化不良、盗汗、痛经、闭经、白带等；外用治淋巴结结核、痈疖肿毒、跌打损伤等。

【性　　味】性平、微凉，味苦。

五十二、人血七（金罂粟）

【别　　名】野人血、血水草、豆叶七、大金盆、人血草。

【来　　源】为罂粟科植物金罂粟 *Stylophorum lasiocarpum* （Oliv.）Fedde 的带根全草。

【采收加工】夏秋季采挖，洗净，切段，晒干或鲜用。

【植物形态】多年生草本。茎高 30～50 cm，含红色汁液，通常不分枝，茎、叶柄及叶背均被褐色卷曲的柔毛。基生叶叶柄长 7.5～10 cm；叶片大头羽状深裂至中脉，裂片 4～7 对，侧面的斜卵形，边缘粗齿状；顶生裂片最大，宽卵形，长 7.5～10 cm，宽 5～7.5 cm；茎生叶 2～3 枚生茎上部，近对生或近轮生，长可达 20 cm。聚伞花序伞状，花 4～6 朵；苞片窄卵形，长 1～1.5 cm；花梗长 5～15 cm；萼片 2；花瓣 4，黄色，倒卵形，长约 2 cm；雄蕊多数，长约 1.2 cm；子房有短毛。蒴果细圆柱形，长达 8 cm，直径达 4 mm，有短柔毛。

【药材性状】根茎为不规则长条形，表面棕褐色，着生多数须根，断面不平坦，暗红棕色，显纤维性。茎呈扁平状，稍扭曲，长 30～50 cm，直径约 5 mm，棕褐色，具纵直纹理，断面中空。叶多已皱缩破碎，灰褐色或灰绿色；用水浸泡展平后完整叶为大头羽状深裂，裂片 4～7 对，卵状长圆形或近镰刀状，长 3～8 cm，急尖，边缘生粗牙齿，下部裂片较小，顶生裂片最大，顶生裂片卵形，长 7～10 cm，宽 5～8 cm，叶柄长 7.5～10.0 cm。伞状聚伞花序；苞片狭卵形；萼片卵形，急尖，被微柔毛；花瓣 4，倒卵形，长约 2 cm，黄色。蒴果细圆柱形，长 5～8 cm，直径约 5 mm，有短柔毛。气微，味苦。

【鉴别要点】根横切面可见木栓细胞类长方形，3～10 列，排列紧密；皮层较窄，细胞类长圆形、类圆形；韧皮部狭窄成射线状，由数列细胞组成；形成层不明显；木质部约占根的 1/4。茎横切面可见表皮细胞 1 列，类圆形或类长圆形，外侧被有角质层及非腺毛；皮层较宽，外侧细胞类圆形、类椭圆形，壁较薄，非木化；皮层中部细胞类多角形，排列紧密，壁木化增厚；靠近内侧，壁逐渐变薄；中柱鞘纤维 15～18 束断续排列成环状，纤维木化；维管束外韧型，韧皮部狭窄，形成层明显；导管圆形，木薄壁细胞非木化；髓部中央呈空洞状；薄壁细胞中含淀粉粒。叶横切面可见外被覆角质层；上、下表皮各为 1 列，上表皮细胞较下表皮细胞略大，类圆形、类长圆形；无栅栏组织、海绵组织分化；维管束呈 V 形排列；韧皮部外韧型；中央具髓部组织或为空洞。叶表面制片可见上表皮细胞垂周壁波状弯曲，下表皮细胞不规则形，较上表皮细胞稍小，垂周壁波状弯曲，有较多不定式气孔分布，副卫细胞 4～6 个。

【生境分布】生于海拔 700～2 200 m 的高山林下阴处。在恩施州各县（市）均有分布，其中恩施市新塘乡、建始县高坪镇、利川市汪营镇分布较广泛。

【化学成分】全草含有四氢黄连碱、血根碱、白屈菜红碱、黄连碱、别隐品碱、原阿片碱等。

【性　　味】性平，味苦、微涩。

【作　　用】有赶气行血、活血散瘀、止痛止血的作用；常用于治疗跌打损伤、外伤出血、月经不调、疮疖、咳血、吐血、鼻衄、尿血、便血等。

【备　　注】本品含红色液汁，酷似人血；功用似三七，故有"人血七""人血草"诸名。

五十三、山姜七（山姜）

【别　　名】小甘草、九龙盘、小杆子。

【来　　源】为姜科植物山姜 *Alpinia japonica*（Thumb.）Miq. 的根状茎。

【采收加工】四季均可采挖，洗净晒干。

【植物形态】多年生草本，高 35～70 cm。根茎横生，分枝。叶片通常 2～5 枚；近无柄至具长达 2 cm 的叶柄；叶舌 2 裂，长约 2 mm，被短柔毛；叶片披针形或狭长椭圆形，长 25～40 cm，宽 4～7 cm，两端渐尖，先端具小尖头，两面，特别是叶下面被短柔毛。总状花序顶生，长 15～30 cm，花序轴密生绒毛；总苞片披针形，长约 9 cm，开花时脱落；小苞片极小，早落；花通常 2 朵聚生，在 2 朵花之间常有退化的小花残迹可见；小花梗长约 2 mm；花萼棒状，长 1～1.2 cm，被短柔毛，先端 3 齿裂；花冠管长约 1 cm，被疏柔毛，花冠裂片长圆形，长约 1 cm，外被绒毛，后方的 1 枚兜状；侧生退化雄蕊线形，长约 5 mm；唇瓣卵形，宽约 6 mm，白色而具红色脉纹，先端 2 裂，边缘具不整齐缺刻；雄蕊长 1.2～1.4 cm；子房密被绒毛。果球形或椭圆形，直径 1～1.5 cm，被短柔毛，熟时显红色，先端具宿存的萼筒；种子多角形，长约 5 mm，径约 3 mm，有樟脑味。花期 4—8 月，果期 7—12 月。

【药材性状】呈圆柱形，有分支，长 5～20 cm，直径 0.3～1.5 cm。表面黄棕色，有众多环节，节上残存黄棕色膜质鳞片和须根痕，节间长 0.2～1.0 cm，习称"过桥"，具纵皱纹。体轻质韧，不易折断，断面呈纤维状。气辛香，味微辛辣。

【鉴别要点】根茎横切片可见表皮为 1 列外壁稍增厚的径向延长的细胞。皮层宽广，占半径的 1/3～1/2；薄壁细胞椭圆形，散在分泌细胞，内含棕色或浅黄色分泌物；皮层内测可见散在外韧型维管束，由 2～4 列纤维环列。内皮层明显，中柱内维管束较多，散在，靠外侧多为外韧型，内侧为外韧型或内韧型；每一维管束外均由 1～4 列纤维环列；薄壁细胞内含淀粉粒或油滴。

【生境分布】生于山地林下阴湿处。恩施州各县（市）均有分布，以栽培为主。

【化学成分】主要含 9（10）-佛术烯-11-醇、9-羟基山姜内酯、二氢沉香呋喃、10-表-γ-桉叶醇、3β，4β-环氧沉香呋喃、山姜烯酮、山姜萜醇、广藿香奥醇、汉山姜过氧萜酮、异汉山姜过氧萜醇、山姜内酯过氧化物、6-羟基山姜内酯、汉山姜环氧萜醇、山姜内酯、呋喃天竺葵酮 A、呋喃天竺葵酮 B、α-沉香呋喃、4α-羟基二氢沉香呋喃、β-桉叶醇、小茴香醇、龙脑、桃金娘醇、桃金娘醛等。

【作　　用】有温脾肺元气、止咳平喘、祛风散寒、活血止痛的作用；常用于治疗肺痨咳嗽、咯血、风湿骨痛、胃腹冷痛、月经不调等。

【性　　味】性热，味麻、辣。

【备　　注】本品的果实在恩施部分地区作为中药砂仁的替代品使用，习称"建砂仁"。其果实呈类圆形或椭圆形，长 0.7～1.3 cm，直径 0.6～1.2 cm。外表面棕黄色或橙红色，光滑，有的被短柔毛，顶端有突起的花被残迹，基部有果柄痕或残留果柄。果皮薄，易剥离，内表面黄白色，可见纵脉纹。种子团 3 瓣，外有黄褐色或灰白色假种皮包被；每瓣有种子 4～6 粒，各瓣均被白色隔膜分开。种子呈不规则的多面体，直径 2～4 mm，表面灰褐色至棕褐色，有皱纹。质硬，胚乳灰白色。有樟脑气，味辛、苦。

五十四、扇子七（扇脉杓兰）

【别　　名】双扇兰、阴阳扇。

【来　　源】为兰科杓兰属植物扇脉杓兰 *Cypripedium japonicum* Thunb. 的根状茎。

【采收加工】四季可采，采挖后剪去地上部分，洗净晒干或用米泔水漂洗后晒干。

【植物形态】多年生草本。根茎细长匍生，节上簇生须根。茎单一，高 20～40 cm，被长柔毛，基部有少数鞘状叶。叶 2 枚，生茎端，略成对生状，扇形至扇状四角形，前缘波状，长可达 16 cm，宽约 22 cm，脉扇状。花大，单生于花梗顶端；花梗由叶腋间抽出，长 10～15 cm；花瓣开张，淡黄绿色，唇瓣特大，成囊状，有紫斑。蒴果具喙，长约 5 cm，被柔毛。种子细微，多数。花期 5 月。

【药材性状】根状茎呈细长圆柱形，略扭曲，表面棕黄色或棕褐色，具细纵皱纹，下端略细。质脆，易折断，断面较平坦，皮部黄白色，木部浅棕色或棕色。气清香，味苦回甘，嚼之有轻微的麻舌感。

【鉴别要点】根状茎横切片可见表皮细胞数列，外被棕黄色角质层；其内为皮层，由数列薄壁细胞组成；薄壁细胞中含有草酸钙簇晶和淀粉粒。其粉末土黄色，显微观察可见木纤维大多成束或与导管连在一起，少数单个存在，较长；薄壁细胞先端渐尖或斜尖，木化；淀粉粒较多，单粒圆形或卵圆形，复粒由3～5粒单粒组成，层纹不明显，脐点有点状、"十"字状；草酸钙针晶较多，存在于薄壁细胞中；具螺纹和网纹导管；表皮细胞表面观排列整齐，细胞类圆形、类长方形，内含黄棕色物质。

【生境分布】生长于海拔 1 200 m 以上的林下、灌木丛、溪边和竹林中。恩施州各县（市）均有分布，其中以利川佛宝山、恩施双河、巴东绿葱坡分布较多。其野生资源濒临灭绝。

【性　　味】性微温，味苦、微麻。

【作　　用】有赶风除湿、赶气活血、调经止痛、解毒消肿、截疟的作用；常用于治疗劳伤腰痛、跌打损伤、风湿痹痛、月经不调、间日疟、无名肿毒、毒蛇咬伤、皮肤瘙痒等。

五十五、苕儿七（大叶马蹄香）

【别　　名】土细辛、苕叶细辛、马蹄细辛、水马蹄。

【来　　源】为马兜铃科细辛属植物大叶马蹄香 *Asarum maximum* Hemsl. 的全草。

【采收加工】春夏采收，洗净，晒干。

【植物形态】多年生草本，植株粗壮。根状茎匍匐，长可达 7 cm，直径2～3 mm。根稍肉质，直径 2～3 mm。叶片长卵形、阔卵形或近戟形，长 6～13 cm，宽 7～15 cm，先端急尖，基部心形，两侧裂片长 3～7 cm，宽 3.5～6 cm；叶面深绿色，叶背浅绿色；叶柄长 10～23 cm；芽苞叶卵形，长约18 mm，宽约 7 mm，边缘密生睫毛。花紫黑色，直径 4～6 cm，花梗长 1～5 cm；花被管钟状，长约 2.5 cm，直径 1.5～2 cm，在与花柱等高处向外膨胀形成一带状环突，有喉部，喉孔直径约 1 cm，环状的横向间断的皱褶；内壁具纵行脊状皱褶，花被裂片宽卵形，长 2～4 cm，宽 2～3 cm，中部以下有半圆状污白色斑块，干后淡棕色，向下具有数行横列的乳突状皱褶；药隔伸出，钝尖；子房半下位，花柱 6，顶端 2 裂，柱头侧生。花期 4—5 月。

【药材性状】根茎呈不规则圆柱状，多分枝，长 2～7 cm。具环节，节间长 0.2～0.8 cm，表面灰黄色。节上密生细长须根，长 10～15 cm，直径 0.2～0.6 cm；质脆，易折断，断面平坦，黄白色。基生叶 2～3 枚，多皱缩，展开后，叶大，呈卵状椭圆形，长 8～15 cm，宽 5～12 cm，先端心形，基部深凹成耳状裂片，弯缺较窄，叶面生有短柔毛。叶柄长 14～20 cm，具花。气微香，味辛。

【鉴别要点】根横切面表皮细胞一列，呈类长方形或多角形。夹有分泌细胞，其外侧常残留表皮细胞。皮层宽广，由数列薄壁细胞组成。分泌细胞较多，含油滴或黄色粒状物。草酸钙砂晶众多，偶见片状晶体。内皮层细胞 1 列，凯氏点明显。中柱鞘由 1～3 列椭圆形薄壁细胞组成，中柱维管束外韧型。初生木质部呈多角形，无髓。

【生境分布】生于海拔 600～800 m 的林下腐殖土中。恩施州各地均有分布。

【化学成分】含左旋芝麻脂素、2,4,5-三甲氧基苯甲醛、1-［（2,4,5-三甲氧基）-苯基］-1-丙酮、β-谷甾醇、十八酸单甘油酯、细辛脑、胡萝卜苷、马兜铃内酰胺、柚皮素等化合物。

【作　用】具有祛风散寒、止咳祛痰、活血解毒、止痛的作用；常用治风寒感冒、咳嗽、牙痛、中暑腹痛、痢疾、风湿关节疼痛、跌打损伤、痈疮肿毒等。

【性　味】性温，味麻辣、微苦。

【备　注】在恩施部分地区也将同属植物青城细辛 *Asarum splendens* (Maekawa) C. Y. Cheng et C. S. Yang 作为苕儿七使用。其叶面中脉两旁有白色云斑，脉上和近边缘有短毛，叶背绿色，无毛；叶柄长 6～18 cm；芽苞叶长卵形，长约 2 cm，宽约 1.5 cm，有睫毛。花被管浅杯状或半球状，长约 1.4 cm，直径约 2 cm，喉部稍缢缩，有宽大喉孔，喉孔直径约 1.5 cm，膜环不明显，内壁有格状网眼，花被裂片宽卵形，长约 2 cm，宽约 2.5 cm，基部有半圆形乳突皱褶区；雄蕊药隔伸出，钝圆形；子房近上位，花柱顶端 2 裂或稍下凹，柱头卵状，侧生。花期 4—5 月。

五十六、蛇尾七（吉祥草）

【别　名】三步两搭桥、解晕草、结实兰、竹叶草、玉带草、瑞草、观音草、松寿兰。

【来　源】为天门冬科吉祥草属植物吉祥草 *Reineckea carnea* （Andrews） Kunth 的带根全草。

【采收加工】全年可采，洗净，晒干。

【植物形态】常绿多年生草本。根状茎匍匐于地下及地上，带绿色，亦间有紫白色者，直径可达 5 mm，有节，节上生须根。叶丛生于根状茎顶端或节部；线形、卵状披针形或线状披针形，无毛，全缘，无柄，先端尖或长尖，基部平阔，长 7～50 cm，宽 10～28 mm；脉平行，中脉显著，侧脉约 9 对。圆锥状花序生于叶腋，长达 15 cm，无毛；花序柄长约 8 cm；花两性，无柄，着生于苞腋；苞片卵形；花被 6 枚，下端呈筒状，无毛，外面紫红色，内面淡粉红色或白色，开展后，各裂片反曲，顶端钝圆；雄蕊 6，与花被裂片对生，着生于花被筒内面之上端，花丝长约 5 mm，白色或淡粉红色，花粉囊 2 室，呈淡蓝色，背面着生于花丝顶端，纵裂；子房上位，花柱长可达 1 cm，柱头头状，子房 3 室，每室具数胚珠。浆果圆形，直径约 1 cm，红色。种子白色，直径约 2 mm。气温适宜全年均可开花。

【药材性状】干燥全草呈黄褐色。根茎细长，节明显，节上有残留的膜质鳞叶，并有少数弯曲卷缩须状根。叶簇生；叶片皱缩，展开后呈线形、卵状披针形或线状披针形，全缘，无柄；先端尖或长尖，基部平阔，长 7～30 cm，宽 5～28 mm；叶脉平行，中脉显著。气微，味甘。

【鉴别要点】叶片横切面可见上表皮细胞 1 列，类长方形；下表皮细胞类方形；叶肉组织等面型，薄壁细胞 4～5 列，排列较为松散，靠近中央一层细胞形状很大，呈长方形；叶肉组织中草酸钙针晶偶见，常成束散在；中脉维管束为外韧型。

【生境分布】生长于山沟阴处、林边、草坡及疏林下。恩施州各县（市）均有分布，以园林经济作物广泛栽培。

【化学成分】含多种皂苷类化合物，如奇梯皂苷元、薯蓣皂苷元、五羟螺皂苷元、铃兰皂苷元、异万年青皂苷元、异吉祥草皂苷元、吉祥草皂苷元、异卡尔嫩皂苷元等。

【作　　用】具有较好的溶血、抗炎、降血糖作用，以及清肺、止咳、理血、解毒的作用；常用于治疗肺热咳嗽、吐血、衄血、便血、跌打损伤、疮毒、赤眼、疳积等。

【性　　味】性凉，味甘。

五十七、算盘七（支柱蓼）

【别　　名】九牛造、扭子七、血三七、红三七。

【来　　源】为蓼科植物支柱蓼 *Polygonum suffultum* Maxim. 的根茎。

【采收加工】秋季采挖其根茎，除去须根及杂质，洗净晒干。

【植物形态】多年生草本，高 20～40 cm，全草无毛。根茎肥厚，具节，不弯曲，紫褐色；须根甚多。茎丛生或单一，细长，绿色，不分枝。基生叶柄长 15～25 cm；茎生叶互生，下部的具柄，上部的渐至无柄；叶柄基部具膜质托叶鞘 2 枚，有明显的脉，无缘毛；叶片卵形或广卵形，质薄，长 3～15 cm，宽 1.5～9 cm，先端锐尖，微弯，基部心形。穗状花序，顶生或腋生；花白色，花梗短小，基部具小苞片；花被 5 深裂；雄蕊 8；花柱 3，基部合生，柱头头状。瘦果卵形，有三锐棱，黄褐色，有光泽。花期 4—5 月，果期 5—7 月。

【药材性状】根茎呈结节状，平直或稍弯曲，长 2～9 cm，直径 0.5～2 cm。表面紫褐色或棕褐色，有 6～10 节，每节呈扁球形，外被残存叶基，并有残留细根及点状根痕。有时两节之间明显变细延长，习称过江枝。质硬，易折断，折断面近圆形，浅粉红色或灰黄色，近边缘处有 12～30 个黄白色维管束，排成断续的环状。气微，味涩。

【鉴别要点】根茎横切面可见木栓层甚薄，1～3 列木栓细胞。皮层窄，维管束外韧型，10～20 个不规则环状排列；韧皮部较窄，细胞排列紧密；形成层不明显；木质部导管多单个散在或数个成群，木纤维近方形至六角形。髓部宽广。薄壁细胞含淀粉粒及草酸钙簇晶和少量树脂状物。

【生境分布】生于山区的林下或潮湿地方。恩施州各县（市）均有分布，其中在恩施市新塘乡有少量栽培。

【化学成分】主要含蒽醌类化合物如大黄素、大黄酸、大黄酚及大量鞣质。

【性　　味】性凉，味苦、涩。

【作　　用】有止血止痛、活血调经、除湿清热的作用；常用于治疗跌打伤痛、外伤出血、吐血、便血、崩漏、月经不调、赤白带下、湿热下痢、痈疮肿毒。

五十八、铜鼓七（直刺变豆菜）

【别　　名】黑鹅脚板。

【来　　源】为伞形科植物直刺变豆菜 *Sanicula orthacantha* S. Moore 的全草。

【采收加工】夏秋季采收，鲜用或晒干。

【植物形态】多年生草本，高 10～50 cm。根茎粗短，支根细而多。茎 1～6，直立，上部分枝。基生叶叶柄长 5～26 cm，基部有阔膜质鞘；叶片心形或心状五角形，长 2～7 cm，宽 3.5～7 cm，掌状 3 全裂，中裂片楔状倒卵形，基部有短柄，侧裂片斜楔状倒卵形，通常 2 裂至中部或近基部，所有裂片表面绿色，背面淡绿色或沿脉处呈淡紫红色，先端 2～3 浅裂，边缘有不规则的锯齿或刺毛状齿。伞形花序有 2～3 分枝；总苞片 3～5 枚，钻形；小总苞片约 5，线形或钻形；萼齿窄线形或刺毛状；花瓣白色、淡蓝色或紫红色，倒卵形。

双悬果卵形，表面有短直的皮刺，有时皮刺基部连成薄片；分生果横剖面略呈圆形，油管不明显。花果期 4—9 月。

【生境分布】生于山涧林下、路旁、沟谷及溪边等处。在恩施州各县（市）均有分布，其中以恩施市双河、建始县茅田和花坪分布较为广泛。

【性　　味】性凉，味麻辣、苦。

【作　　用】有清热解毒、益肺止咳、祛风除湿、活血通络的作用；常用于治疗麻疹后热毒未尽、肺热咳喘、顿咳、劳嗽、耳热瘙痒、头痛、疮肿、风湿关节痛、跌打损伤等。

【备　　注】同属植物变豆菜 *Sanicula chinensis* Bunge 的全草在恩施部分地区也作为铜鼓七使用。其茎直立，有纵沟纹，下部不分枝，上部几次叉状分枝；双悬果球状圆卵形，长 4～5 mm，宽 3～4 mm，皮刺直立，顶端钩状，基部膨大。作用上除了解毒外，偏于止血，可用于治疗月经过多、尿血、外伤出血等。

五十九、乌骨七（马兜铃）

【别　　名】箩筐果、小蛇参、碧血莲、马铃果。

【来　　源】为马兜铃科植物马兜铃 *Aristolochia debilis* Sieb. et Zucc. 的干燥成熟果实。

【采收加工】秋季果实由绿变黄时采摘，晒干。

【植物形态】草质藤本。根圆柱形，直径 3～15 mm，外皮黄褐色。茎柔弱，无毛，暗紫色或绿色，有腐肉味。叶纸质，卵状三角形，长圆状卵形或戟形，长 3～6 cm，基部宽 1.5～3.5 cm，上部宽 1.5～2.5 cm，顶端钝圆或短渐尖，基部心形，两侧裂片圆形，下垂或稍扩展，长 1～1.5 cm，两面无毛；基出脉 5～7 条，邻近中脉的两侧脉平行向上，略开叉，其余向侧边延伸，各级叶脉在两面均明显；叶柄长 1～2 cm，柔弱。花单生或 2 朵聚生于叶腋；花梗长 1～1.5 cm，开花后期近顶端常稍弯，基部具小苞片；小苞片三角形，长 2～3 mm，易脱落；花被长 3～5.5 cm，基部膨大呈球形，与子房连接处具关节，直径 3～6 mm，向上收狭成一长管，管长 2～2.5 cm，直径 2～3 mm，管口扩大呈漏斗状，黄绿色，口部有紫斑，外面无毛，内面有腺体状毛；檐部一侧极短，另一侧渐延伸成舌片；舌片卵状披针形，向上渐狭，长 2～3 cm，顶端钝；花药卵形，贴生于合蕊柱近基部，并单个与其裂片对生；子房圆柱形，长约 10 mm，6 棱；合蕊柱顶端 6 裂，稍具乳头状凸起，裂片顶端钝，向下延伸形成波状圆环。蒴果近球形，顶端圆形而微凹，长约 6 cm，直径约 4 cm，具 6 棱，成熟时黄绿色，由基部向上沿室间 6 瓣开裂；果梗长 2.5～5 cm，常撕裂成 6 条；种子扁平，钝三角形，长宽均约 4 mm，边缘具白色膜质宽翅。花期 7—8 月，果期 9—10 月。

【药材性状】本品呈卵圆形，表面黄绿色、灰绿色或棕褐色，有纵棱线 12 条，由棱线分出多数横向平行的细脉纹。顶端平钝，基部有细长果梗。果皮轻而脆，易裂为 6 瓣，果梗也分裂为 6 条。果皮内表面平滑而带光泽，有较密的横向脉纹。果实分 6 室，每室种子多数，平叠整齐排列。种子扁平而薄，钝三角形或扇形，长 6~10 mm，宽 8~12 mm，边缘有翅，淡棕色。气特异，味微苦。

【鉴别要点】粉末为黄棕色，显微镜下观察可见种翅网纹细胞较多，类长圆形或多角形，纹孔较大，交织成网状；种皮厚壁细胞成片，类圆形或不规则形，棕黄色，壁极厚，胞腔内常含草酸钙小方晶；外果皮细胞多边形，间有类圆形油细胞；果隔厚壁细胞呈上、下层交叉排列，一层细胞呈纺锤形或长梭形，另一侧细胞呈类长方形或不规则形，壁稍厚，具点状纹孔。

【生境分布】生于路边、田坎、沟边、山坡草丛中。恩施州的恩施、利川、巴东、来凤等县（市）有分布。

【化学成分】主要含马兜铃酸Ⅰ、马兜铃酸Ⅱa、马兜铃酸Ⅲa、马兜铃酸Ⅳa、马兜铃酸Ⅶ、马兜铃内酰胺Ⅰ、马兜铃内酰胺Ⅱ、马兜铃内酰胺Ⅲa、丁香酸、香草酸、香豆酸、二十五烷酸、β-谷甾醇、胡萝卜苷等。

【作　　用】有清肺降气、止咳平喘、清肠消痔的作用；常用于治疗肺热咳喘、痰中带血、肠热痔血、痔疮肿痛。

【性　　味】性寒，味苦、微麻辣；有毒。

【备　　注】①本品含马兜铃酸、马兜铃碱等，可引起神经系统和消化系统毒性，主要表现为头晕、烦躁不安、气短、震颤、嗜睡、知觉麻痹、瞳孔散大、呼吸困难及呕吐、恶心、腹泻、食欲减退，严重时可引起呕血、口唇及指端青紫，甚至因频繁呕吐致脱水、酸中毒等；过量中毒在 1~4 h 内可用高锰酸钾液或稀鞣酸洗胃；知觉麻痹、呼吸困难者，可用咖啡因、尼可刹米或洛贝林交替肌注，并吸氧。②在恩施部分地区有将百合科植物百合 *Lilium brownii* var. *viridulum* Baker 等的干燥果实作为乌骨七使用。其药材性状：果实呈矩圆形或椭圆形，表面黄棕色，有细横纹，可见明显的 6 棱，顶端开裂；果皮薄而脆，易破碎，种子 2 列；种子黄棕色，不规则扇形，表面皱缩，边缘具膜质翅，不透明；果柄端有膨大的节。在临床使用时，应注意区分。

六十、乌龟七（金线吊乌龟）

【别　　名】白药子、山乌龟、金线吊葫芦、头花千金藤。

【来　　源】为防己科千金藤属植物金线吊乌龟 *Stephania cephalantha* Hayata 的块根。

【采收加工】全年可采挖（以秋冬季为佳），洗净，切片，晒干。

【植物形态】草质、落叶、无毛藤本，高通常 1～2 m 或过之。块根团块状或近圆锥状，有时不规则，褐色，生有许多突起的皮孔；小枝紫红色，纤细。叶纸质，三角状扁圆形至近圆形，长通常 2～6 cm，宽 2.5～6.5 cm，顶端具小凸尖，基部圆或近截平，边全缘或多少浅波状；掌状脉 7～9 条，向下的很纤细；叶柄长 1.5～7 cm，纤细。雌雄花序同形，均为头状花序，具盘状花托；雄花序总梗丝状，常于腋生、具小型叶的小枝上作总状花序式排列；雌花序总梗粗壮，单个腋生。雄花：萼片 6，较少 8（或偶有 4），匙形或近楔形，长 1～1.5 mm；花瓣 3 或 4（很少 6），近圆形或阔倒卵形，长约 0.5 mm；聚药雄蕊很短。雌花：萼片 1，偶有 2～3（～5），长约 0.8 mm 或过之；花瓣 2～4，肉质，比萼片小。核果阔倒卵圆形，长约 6.5 mm，成熟时红色；果核背部两侧各有 10～12 条小横肋状雕纹，胎座迹通常不穿孔。花期 4—5 月，果期 6—7 月。

【药材性状】块根为类球形或扁球形，或为不规则块状，表面褐色、灰褐色至黑褐色，有不规则的龟裂纹，散生众多小凸点。饮片呈卵圆形或不规则圆形的块片，直径 2.5～6 cm，厚 2～15 mm，外皮灰褐色，具皱纹，有须根痕或支根残留。质硬而脆切面黄白色，粉性，可见凹凸不平的筋脉纹（维管束）排成同心环状。气微，味苦、微辛。

【鉴别要点】根横切面可见木栓层数层，皮层薄，皮层外侧有少数单个或 2～4 个成群的石细胞，中柱占根的大部分，为三生构造，有多数外韧型维管束，排列成同心环，中央初生木质部形成层成环，导管径向断续排列成放射状，射线宽广，含草酸钙小方晶及柱晶。

【生境分布】生长在山坡、路旁、林缘及灌木丛中。恩施州的恩施、咸丰、宣恩、鹤峰等县（市）有分布。

【化学成分】主要含粉防己碱、木防己碱、异粉防己碱、小檗胺、千金藤素、轮环藤宁、紫堇单酚碱、紫堇根碱、青风藤碱、罗通定、光千金藤啶碱、异紫堇定碱、腺嘌呤、腺苷、衡州乌药碱、轮环藤酚碱、木兰花碱、奎宁、罂粟碱、可待因、吗啡、多糖类等。

【作　　用】有清热化痰、凉血解毒、消肿散结的作用；常用于治疗肺结核、吐血、衄血、胃痛、肝硬化腹水、风湿痹痛、肾炎水肿、脱发、外伤感染、腰肌劳损、痢疾、毒蛇咬伤、无名肿毒、痈疽疮毒等。

【性　　味】性凉，味苦、微麻辣；有小毒。

【备　　注】①本品的根和茎叶常被作为"千金藤"使用，功偏清热解毒、祛风利湿，常用于治疗疟疾、痢疾、风湿痹痛、水肿、淋浊、咽喉肿痛、痈肿、疮疖等。②同属植物汝兰 Stephania sinica Diels 的块根在恩施部分地区也作为乌龟七使用。其块根类球形或不规则块状，表面褐色或黑褐色，有不规则的龟裂纹，散生众多小凸点。饮片多为横切或纵切片，深黄色；断面常可见筋脉纹（三生维管束）环状排列呈同心环状，干后略显点状突起。气微，味苦。作用上偏于清热解毒、散瘀止痛，常用于治疗感冒、咽痛、腹泻、痢疾、痈疽肿毒、胃痛、头风痛、风湿痹痛、跌打损伤。

六十一、乌金七（短尾细辛）

【别　　名】毛乌金、土细辛、接气草。

【来　　源】为马兜铃科细辛属植物短尾细辛 Asarum caudigerellum C. Y. Cheng et C. S. Yang 的全草。

【采收加工】全年均可采收，洗净，晾干。

【植物形态】多年生草本。根茎横走，粗约 4 mm，节间甚长；地上茎斜升。叶对生；叶柄长 4～18 cm；芽苞叶阔卵形；叶片心形，长 3～7 cm，宽 4～10 cm，先端渐尖或长渐尖，基部心形，上面深绿色，散生柔毛，脉上较密，下面仅脉上有毛，叶缘两侧在中部常向内弯。花被在子房以上合生成直径约 1 cm 的短管，裂片三角状卵形，被长柔毛，先端常具短尖尾，长 3～4 mm，通常向内弯曲；雄蕊长于花柱，花丝比花药稍长，药隔伸出成尖舌状；子房下位，近球状，被长柔毛，花柱先端辐射状 6 裂。蒴果肉质，直径约 1.5 cm。花期 4—5 月。

【药材性状】根茎较平直，长 4.5～7 cm，直径约 5 mm；表面棕黄色，节间甚长，皱纹细密。质脆，易折断，断面类三角形或半圆形，皮部棕褐色，木部浅棕色。很多而纤细。叶片心形，叶缘两侧在中部常向内弯，上面散生柔毛，下面脉上有毛。气芳香，味麻辣，略有麻舌感。

【生境分布】生于海拔 1 600～2 100 m 的林下阴湿处。在恩施州以巴东县绿葱坡镇、利川市佛宝山、鹤峰县铁炉白族乡等地分布较多。

【化学成分】主要含挥发油类成分 α-蒎烯、樟烯、β-蒎烯、柠檬烯、1,8-桉叶素、对-聚伞花素、γ-松油烯、异松油烯、芳樟醇、反式-松香芹醇、龙脑、松油烯-4-醇、α-松油醇、桃金娘醇、萘、桃金娘醛、黄樟醚、甲基丁香油酚、肉豆蔻醚和榄香脂素等。

【作　　用】有赶风散寒、温肺化痰、止痛的作用；常用于治疗风寒头痛、痰饮咳喘、胃寒痛、腹痛、齿痛、风湿痹痛、跌打损伤等。

【性　　味】性温，味麻辣、微苦；有小毒。

【备　注】①本品在恩施部分地区也作为中药细辛使用。②同属植物长毛细辛 *Asarum pulchellum* Hemsl. 在恩施部分地区也作为乌金七使用。其根状茎横走，有明显的短地上茎；每株有叶 2～4 枚，全株密生白色长柔毛，干后变黑褐色；花单生，深紫色，花梗长约 1 cm；花被仅在子房周围合生成球状短管，上部深 3 裂，裂片长达 1 cm，开花时向外反折；雄蕊具较长的花丝，与花柱近等长；花柱 6 裂，柱头顶生。③同属植物花叶细辛 *Asarum cardiophyllum* Franchet 在恩施部分地区也作为乌金七使用。其与短尾细辛相似，但叶面有白色点状或块状花斑，花期 3 月。④同属植物尾花细辛 *Asarum caudigerum* Hance 在恩施部分地区也作为乌金七使用。其根茎不规则圆柱形，具短分枝；表面灰棕色，粗糙，有环形的节；节间长 0.3～1.2 cm。根细长，密生节上，直径约 1 mm；表面浅灰色，有纵皱纹。质脆，易折断，断面灰黄色。叶片阔卵形、三角状卵形、卵状心形，上面深绿色，疏生长柔毛，下面毛较密。气芳香，味麻辣，略有麻舌感。

六十二、乌头七（乌头）

【别　名】草乌、川乌、顺片。

【来　源】为毛茛科植物乌头 *Aconitum carmichaeli* Debx. 的干燥块根。

【采收加工】6 月下旬至 8 月上旬采挖，除去子根、须根及泥沙，晒干。其炮制品是将原药材拣净，放缸内或其他容器内，用白矾水浸漂，每日换水 2 次，漂至口尝稍有麻辣味时取出，切片，晒干。

【植物形态】多年生草本。茎直立，下部光滑无毛，上部散生少数贴伏柔毛。叶互生，具叶柄；叶片卵圆形，掌状 3 深裂，两侧裂片再 2 裂，边缘具粗齿或缺刻。总状花序顶生，花序轴与小花梗上密生柔毛；花蓝紫色，萼片 5，上萼片高盔状，高 2～2.6 cm，侧萼片长 1.5～2 cm；花瓣 2，有长爪，距长 0.1～0.3 cm；雄蕊多数；心皮 3～5。蓇葖果 3～5 个。花期 6—7 月，果期 7—8 月。

【药材性状】本品呈不规则的圆锥形，稍弯曲，顶端常有残茎，中部多向一侧膨大，长 2～7.5 cm，直径 1.2～2.5 cm。表面棕褐色或灰棕色，皱缩，有小瘤状侧根及子根脱离后的痕迹。质坚实，断面类白色或浅灰黄色，形成层环纹呈多角形。气微，味辛辣、麻舌。

【鉴别要点】横切片可见后生皮层为棕色木栓化细胞；皮层薄壁组织偶见石细胞，单个散在或数个成群，类长方形、方形或长椭圆形，胞腔较大；内皮层不甚明显。韧皮部散有筛管群；内侧偶见纤维束。形成层类多角形。其内外侧偶有一至数个异型维管束；木质部导管多列，呈径向或略呈 V 形排列。髓部明显；薄壁细胞充满淀粉粒。粉末灰黄色，可见淀粉粒单粒球形、长圆形或肾形；复粒由 2～15 分粒组成；石细胞近无色或淡黄绿色，呈类长方形、类方形、多角形或一边斜尖，壁厚者层纹明显，纹孔较稀疏。后生皮层细胞棕色，有的壁呈瘤状增厚突入细胞腔。导管淡黄色，多为具缘纹孔，末端平截或短尖，穿孔位于端壁或侧壁，有的导管分子粗短拐曲或纵横连接。

【生境分布】生长在海拔 400～1 800 m 的林下或坡边。在恩施州各县（市）均有分布，其中恩施市、鹤峰县、宣恩县、建始县有大量栽培。

【化学成分】主要含二萜生物碱类化合物，其中以 C_{19}-二萜生物碱、C_{20}-二萜生物碱为主，如乌头碱、乌头次碱、乌头原碱等；此外，还含有季铵盐类、阿朴啡类、吡咯类等生物碱以及黄酮类、皂苷类、神经酰胺等非生物碱成分。

【作　　用】有赶风除湿、散寒止痛、温中补阳、温经止痛的作用；常用于治疗跌打损伤、风湿痹痛、半身不遂、坐骨神经痛、慢性腰腿痛、心腹冷痛、寒疝作痛等。

【性　　味】性热，味麻、辣、苦，有大毒。

六十三、蜈蚣七（周裂秋海棠）

【别　　名】水天葵、水八角莲、红八角莲。

【来　　源】为秋海棠科秋海棠属植物周裂秋海棠 *Begonia circumlobata* Hance 的根茎。

【采收加工】夏秋季采挖，洗净，切片晒干或鲜用。

【植物形态】多年生肉质草本，高可达 40 cm。根茎长而斜升；无茎或有短茎。叶基生；叶柄紫红色，长可达 34 cm，被紫红色短柔毛；叶片纸质，近圆形，长、宽 5～14 cm，掌状深裂几达基部，裂片 5～6，中裂片圆状披针形，先端长渐尖，不再分裂，长 5～10 cm，宽 1.5～3.5 cm，向基部变狭，上面绿色无毛，下面紫红色，边缘有不整齐的小牙齿。花单性，雌雄同株；聚伞花序从根茎顶端生出，总花梗长约 20 cm；花粉红色；雄花被片 4，雄蕊多数，基部短的联合；雌花被片 5，花柱 2，上部 2 叉裂，柱头螺旋状扭曲，外缘有绒毛状突起。蒴果有 3 翅，其中 1 翅较大，长圆形。

【药材性状】根茎呈长圆柱形，稍扁，略作结节状，常弯曲，长 3～20 cm，表面棕红色或红褐色，较粗糙，有明显的环状皱纹，上端凹窝状，偶有类圆形疤状茎残基，下部有根痕或难折断的根残基。质坚实，不易折断，断面呈类白色或黄白色，维管束呈黄白色点状排列成环，粉性。气微香，味淡。

【鉴别要点】根茎横切片可见木栓层细胞数列至 10 数列，细胞壁棕黄色；

栓内层细胞数列，黄色；皮层约占横切面直径的 1/2，细胞类圆形，壁薄，有胞间隙，偶见根迹维管束横向通过；中柱维管束多数，外韧型，排列成环；韧皮部外侧常有纤维束，细胞小而皱缩，形成层狭窄；木质部由导管、木纤维和木薄壁细胞组成；导管类圆形或扁圆形，单个散在或 2～3 个相聚；髓部由类圆形薄壁细胞组成；可见草酸钙簇晶和淀粉粒。

【生境分布】生于海拔 650～950 m 的山谷密林下或潮湿的岩石上。在恩施州各县（市）均有分布，其中恩施市新塘乡、建始县高坪镇、利川市汪营镇分布较广泛。

【性　　味】性寒，味酸。

【作　　用】有散瘀消肿、消炎止咳的作用；常用于治疗跌打损伤、骨折、中耳炎、咳嗽等。

【备　　注】同属植物美丽秋海棠 *Begonia algaia* L. B. Smith et D. C. Was-shausen 在恩施地区也作为蜈蚣七使用。美丽秋海棠为多年生草本，高 35～40 cm。根状茎长而横走，直径约 1 cm，可见 1～3 枚叶。叶片圆心形，长约 15 cm，宽 15～20 cm，掌状深裂至中部，裂片 7～8，宽 3～4 cm，中部裂片较大，再次 1 裂，边缘有芒状锯齿，下面脉上有伏生长柔毛。聚伞花序，总花梗细，长约 17 cm；花 4～5 朵，粉红色，直径约 2.5 cm。蒴果有 3 翅，其中 1 翅特大，矩圆形，其他 2 翅条形。其作用与蜈蚣七相似，多分布于建始、咸丰、宣恩、鹤峰等县（市）。

六十四、雪见七（奇异南星）

【别　　名】半截烂、避蛇参。

【来　　源】为天南星科植物奇异南星 *Arisaema decipiens* Schott 的根茎。

【采收加工】春秋季采挖，洗净，鲜用或切片晒干。

【植物形态】根茎横卧，圆锥形或圆柱形，长 5～9 cm，粗 2～3 cm；具节，节上生长达 10 cm 的圆柱形根。鳞叶 2～3，披针形，锐尖，长 4～15 cm。叶 2，叶柄纤细，长 15～35 cm，下部 1/3～1/2 具鞘，暗褐色或绿色，散布紫色或白色斑块；叶片鸟足状分裂，裂片 5，表面绿色，背面常有紫色斑块，长椭圆形至长圆披针形，渐尖，有时具长 2～3 cm 的尾尖，基部狭，中裂片具长约 5 mm 的柄，长 8～20 cm，宽 3～7 cm；侧裂片具短柄或无柄至基部联合，较小，外侧的长 5～17 cm，宽 1.5～3.5 cm；各裂片侧脉细弱，斜伸，集合脉距边缘 2～5 mm。花序柄远短于叶柄，长 5～21 cm。佛焰苞黄绿色、黄色、淡红色，具暗紫色或黑色斑点，管部圆柱形，长 4～6 cm，直径 1.5～2 cm，喉部斜截形，略外卷，不具耳；檐部披针形至卵状披针形，长 4～9.5 cm，宽

3～3.5 cm，渐尖，先端具长 6～10 cm 的线形长尾。肉穗花序单性，雄花序长 2～2.5 cm，粗 3～4 mm，雌花序狭圆锥形，长 1.5～2 cm，下部粗 7 mm；附属器稍伸出喉外，暗紫色，有黑斑，长 2～3.5 cm，具长约 5 mm 的细柄，圆柱形，基部截形，粗约 7 mm，中部以上缢缩为颈状，粗约 3 mm，先端棒状，顶部有肉质钻形凸起；雄花较疏，下部的具柄，上部的无柄，花药 2～3，纵裂；雌花密集，子房近球形，花柱明显，柱头小，近盾状。浆果倒卵形，内有倒卵形种子 1 粒。花期 8—11 月，果 1—2 月成熟。

【药材性状】根茎呈圆柱形，有的基部隘缩，长约 3.5 cm，直径约 2 cm。表面淡黄褐色、黄棕色或黑褐色，稍显粗糙，密生环纹和点状根痕。顶端平截，中心有凹陷的茎痕或有茎基残留，外披有棕色膜质残叶。基部平截或为腐烂后呈黑褐色的疤痕，略凹陷。质坚实而硬，断面淡灰黄色，粉质，在扩大镜下观察，可见密布白色细小亮结晶。无臭，味淡而辛辣刺舌。

【鉴别要点】块茎横切面可见木栓细胞 10 余列，薄壁组织中有较多的黏液细胞，外侧的薄壁细胞中含极少的淀粉粒，内侧的薄壁细胞含淀粉粒极多，外韧型和周木型维管束散在；草酸钙方晶分散于基本组织中，多见于导管旁；含紫红色块的分泌细胞多见于木栓组织及黏液细胞周围和维管组织旁；草酸钙针晶常呈束，长短不一，交错或不交错排列。

【生境分布】生于高山林中或狭谷阴凉处。恩施州的咸丰、来凤等县（市）有分布。

【化学成分】主要含 β-谷甾醇、β-胡萝卜苷、α-细辛醚、异夏佛托苷、尿苷、新橄榄脂素、芹菜素-7-O-β-D-葡萄糖醛酸苷、豆甾醇、雪胆素甲、木栓酮、胸苷、环阿尔廷醇、5,7,4′-三羟基-3′-甲氧基黄酮、芹菜素-6-O-半乳糖-8-O-阿拉伯糖苷等。

【作　　用】有赶风除湿、散瘀止痛、解痉的作用；常用于治疗风湿痹痛、肢体麻木、劳伤疼痛、跌打损伤、胃痛、结核性溃疡、疮痈肿毒、毒蛇咬伤等。

【性　　味】性温，味麻辣；有大毒。

【备　　注】本品有大毒，生药粉用量达到 5.92 g/kg 时，小鼠出现较严重的毒性反应，表现为胃部痉挛，呼吸急促，呕吐，体重、进食量、进水量明显下降等现象，甚至死亡。

六十五、岩头三七（吊石苣苔）

【别　　名】千锤打、巴岩草、石豇豆、石泽兰、岩豇豆、岩石茶、岩泽兰、岩石兰。

【来　　源】为苦苣苔科吊石苣苔属植物吊石苣苔 *Lysionotus pauciflora* Maxim. 的地上部分。

【采收加工】8—9 月采收，鲜用或晒干。

【植物形态】常绿小灌木。茎长 7～30 cm，有匍匐茎，常攀附于岩石上，不分枝或少分枝，幼枝常具短毛。叶对生或 3～5 叶轮生；有短柄，长 1～5 mm；叶生革质，形状变化较大，线形、线状披针形、狭长圆形或倒卵状长圆形，长 1.5～5.8 cm，宽 0.4～1.5（～2）cm，先端急尖或钝，基部钝，宽楔形或近圆形，边缘在中部以上或上部有少数牙齿或小齿，有时近全缘，两面无毛，侧脉不明显。花单生，2～4 朵集生成聚伞花序状，顶生或腋生；花序梗纤细；苞片小，披针状线形；花萼 5 深裂，裂片狭三角形或线状三角形；花冠白色或淡红色或带淡紫色条纹，长 3.5～4.8 cm，檐部二唇形，上唇 2 裂，下唇 3 裂；能育雄蕊 2，花药相连退化雄蕊 2；花盘杯状，4 裂；雌蕊长 2～3.4 cm，内藏；子房线形，花柱短，柱头弯。蒴果线形，长 5.5～9 cm，宽 2～3 mm。种子纺锤形，长不及 1 mm，先端具长毛。花期 7—10 月，果期 9—11 月。

【药材性状】茎呈圆柱形，长短不一，直径 2～5 mm，表面灰褐色或灰黄色，有粗皱纹，节略膨大，节间长短不一，有叶痕及不定根，质脆易折，断面不整齐，黄绿色。叶轮生或对生，多已胶落，完整叶片展平后呈长圆形至条形，长 12～15 mm，宽 3～16 mm，先端钝尖，叶上半部有疏锯齿，边缘反卷，厚革质；叶面草绿色，叶背黄绿色，主脉下陷，背面凸起。气微，味苦。

【鉴别要点】茎横切面可见木栓层由数层木栓细胞组成，木栓形成层明显，皮层由十数列细胞组成，靠近木栓形成层处有断续排列的纤维环，间有石细胞分布，其层纹及孔沟明显，胞腔狭小，有的胞腔内含有棕色物质；内皮层明显；韧皮部连成环状；木质部导管类圆形或多角形，大小不等，单个散在或数个排成单列；髓部较宽广，细胞类圆形，薄壁细胞中充满圆形、卵形和椭圆形的淀粉粒。叶横切面可见上表皮为 1 列长椭圆形细胞，其内方为 2～3 列大型上皮细胞，呈椭圆形或类圆形，下表皮细胞较小，排列紧密，有气孔；栅栏组织细胞 1 列，栅状细胞形状上宽下狭，排列整齐。主脉维管束外韧型；木质部导管呈多边形，放射状排列，主脉下方近下表皮处有 1～2 列厚角细胞，其间可见稀疏散在的单个纤维。粉末为棕黄色或黄绿色，显微观察可见纤维锥形或梭形，胞腔狭窄，壁厚，孔泡及层纹明显；石细胞长方形，胞腔大，具孔、沟；气孔为不定式；导管为梯形、螺纹；木栓细胞呈多边形，有细微的疣状突起；淀粉粒众多，单个散在，圆形、卵圆形或椭圆形，脐点及层纹不明显。

【生境分布】生于海拔 300～2 000 m 的丘陵、山地林中或阴处石岩上或树上。在恩施州各县（市）均广泛分布，其中建始县高坪镇和恩施市新塘乡野生分布极为广泛。

【化学成分】主要含黄酮类化合物如岩豆素、7-二羟基-6,8,4′-三甲氧基黄酮、5,7-二羟基-6,8,4′-三甲氧基黄酮醇、8-羟基-6,4′-二甲氧基-5-O-$β$-D-葡萄糖黄酮苷、8-羟基-6,4′-二甲氧基-5-O-[$β$-D-葡萄糖-（1→6）]-$β$-D-葡萄糖黄酮苷、5-羟基-6,8,4′-三甲氧基-7-O-$β$-D-葡萄糖黄酮苷等，挥发油类成分如芳樟醇、金合欢烯、阿魏酸等，植物甾醇及三萜皂苷类。

【作　　用】有赶风止痛、化痰止咳、软坚散结、活血消肿的作用；常用于治疗风湿痹痛、咳嗽痰多、瘰疬痰核、跌打损伤等。

【性　　味】性微温，味苦、涩。

六十六、羊角七（瓜叶乌头）

【别　　名】藤乌头、血乌。

【来　　源】为毛茛科乌头属植物瓜叶乌头 *Aconitum hemsleyanum* Pritz. 的根。

【采收加工】7—9 月采挖，除去须根，晒干；其炮制一般采用清水浸漂至略存麻味，用甘草、黑豆煎汤拌蒸或同煮透后，取出晒干。

【植物形态】多年生缠绕草本。块根倒圆锥形，长可达 6 cm 以上。蔓茎于向阳的一侧呈紫色，光滑，分枝。叶互生，宽圆卵形，长 5.5～7.5 cm，宽 5.5～6.5 cm；叶片掌状 3 深裂，中央裂片最大，梯状菱形或卵状椭圆形，顶端锐尖，侧裂片斜卵形，基部更分 2 浅裂，裂片边缘疏生钝齿；叶基部截形或浅心形，两面光滑无毛；叶柄长 2～3 cm。花序含 2～12 朵花，小苞片条形；萼片 5，蓝紫色，花瓣状，上萼片盔形，具短喙，侧萼片倒卵状宽匙形；下部萼片卵状椭圆形，除侧萼片内面疏生白色长毛外，余均光滑无毛；花瓣 2，无毛，藏于盔瓣内；蜜腺体下部扩张至基部的裂口近截形，距长 2 mm；雄蕊多数；心皮 5，无毛或稀生微柔毛。菁葖果长圆筒形，长 1.2～1.5 cm。花期 8—9 月，果期 10—11 月。

【药材性状】根圆锥形，长 2～5 cm，直径 1～2 cm。表面深棕褐色或灰棕色，皱缩不平，有须根残存。质坚硬，难折断，断面平坦，深棕色，可见五角形的环纹。

【鉴别要点】根横切面可见后生皮层为 3～4 列棕色细胞；皮层细胞 7～8 列，长条形或不规则形，切向排列，其间有多数石细胞；形成层在根的上段呈四边形，中段、下段均为五角形。木质部束中导管 1～3 列，呈径向或 V 形，排列紧密。粉末显微可见石细胞椭圆形、类圆形、长条形或不规则形，壁较厚，纹孔及孔沟明显，少数可见纹理；淀粉粒单粒类圆形或长圆形，脐点呈点状，有的不明显；复粒由 2～4 分粒组成。

【生境分布】生长于山坡树丛或林缘路边阴湿草丛中。在恩施州各县（市）均有分布，其中以高山、二高山地区较为广泛。

【化学成分】主要含乌头碱、3-乙酰乌头碱、8-去乙酰滇乌碱、瓜叶乌头乙素、瓜叶乌头甲素、瓜叶乌头丙素等。

【作　　用】具有祛风除湿、活血止痛的作用；常用于治疗风湿关节疼痛、腰腿痛、跌打损伤、无名肿毒、癣疮等。

【性　　味】性热，味麻辣、苦；有大毒。

【备　　注】在恩施部分地区也将同属植物松潘乌头 *Aconitum sungpanense* Hand.－Mazz 的根作为羊角七使用。其根圆锥形，母根顶端常带茎残基，长 4～6 cm，直径 1.5～2 cm。表面棕褐色，母根极为皱缩不平，具多数须根及须根痕；子根稍平滑。质坚硬，不易折断，断面灰白色，有多角形浅棕色的环纹。气微，味辛、苦。

六十七、药王七（徐长卿）

【别　　名】对节莲、竹叶细辛、铜锣草、一枝香、英雄草。

【来　　源】为萝藦科植物徐长卿 *Cynanchum paniculatum* （Bunge） Kitagawa 的根及根茎。

【采收加工】夏秋季采挖，除去杂质，阴干。

【植物形态】多年生草本，高约 65 cm。根茎短，须状根多数。茎细，刚直，节间长。叶对生，披针形至线形，长 5～14 cm，宽 2～8 mm，先端尖，全缘，边缘稍反卷，有缘毛，基部渐狭，下面中脉隆起。圆锥花序顶生于叶腋，总花柄多分枝，花梗细柔，花多数；花萼 5 深裂，卵状披针形，花冠 5 深裂，广卵形，平展或下翻，黄绿色；副花冠 5 枚，黄色，肉质，肾形，基部与雄蕊合生；雄蕊 5，连成筒状，药 2 室；雌蕊 1，子房上位，由 2 个离生心皮组成，花柱 2，柱头合生。蓇葖果角状。种子顶端着生多数银白色绒毛。花期 6—7 月，果期 9—10 月。

【药材性状】根茎呈不规则柱状，有盘节，长 0.5～3.5 cm，直径 2～4 mm。有的顶端带有残茎，细圆柱形，长约 2 cm，直径 1～2 mm，断面中空；根茎节处周围着生多数根。根呈细长圆柱形，弯曲，长 10～16 cm，直径 1～1.5 mm。表面淡黄白色至淡棕黄色，或棕色；具微细的纵皱纹，并有纤细的须根。质脆，易折断，断面粉性，皮部类白色或黄白色，形成层环淡棕色，木部细小。气香，味微辛凉。以香气浓者为佳。

【鉴别要点】根茎横切面可见表皮细胞外侧壁增厚，皮层宽阔，薄壁细胞含淀粉粒或草酸钙簇晶，内皮层凯氏点明显；维管束形成层不明显；木质部细胞均木化。

【生境分布】生于山坡或路旁。在恩施州各县（市）均有分布。

【化学成分】含有丹皮酚、肉珊瑚苷元、去酰牛皮消苷元、茸毛牛奶藤苷元、去酰萝摩苷元、乙酸、肉桂酸、氨基酸、黄酮苷等成分；另外，还含有硬脂酸癸酯、蜂花烷、十六烯、D-赤丝草醇、β-谷甾醇和异丹皮酚。

【作　　用】有赶风除湿、止痛止痒、活血解毒的作用；常用于治疗风湿痹痛、胃痛胀满、牙痛、腰痛、跌扑损伤、荨麻疹、湿疹等。

【性　　味】性温，味麻辣；有小毒。

六十八、芋儿七（延龄草）

【别　　名】头顶一颗珠、玉儿七、佛手七、黄花三七、尸儿七、狮儿七、地珠。

【来　　源】为百合科延龄草属植物延龄草 *Trillium tschonoshii* Maxim. 的根茎；其果实也可入药，习称"天珠"。

【采收加工】夏秋季采挖，除去叶及须根，洗净，晒干或鲜用；或不除须根，编成辫状。

【植物形态】多年生草本，高 5～50 cm。根茎粗短；茎丛生于根茎上（习称"地珠"），基部有褐色膜质鞘。叶 3 枚，轮生于茎顶端；无柄；叶片菱状圆形或菱形，长 6～15 cm，宽 5～15 cm。花单生于叶轮中央；花梗长 1～4 cm；花被片 6,2 轮，外轮花被 3 枚，卵状披针形，长 1.5～2 cm，宽 5～9 cm，绿色，内轮花被 3 枚，卵状披针形，长 1.5～2.2 cm，宽 4～6 mm，白色，少有淡紫色；雄蕊 6，花药短于花丝或与花丝近等长，先端有稍突出的药隔；子房圆锥状卵形，3 室，柱头 3 裂，反卷。浆果圆球形，直径 1.5～1.8 cm，黑紫色，有多数种子。花期 4—6 月，果期 7—8 月。

【药材性状】根茎呈圆柱形、类球形或短圆锥形，长 2～3 cm，直径 2～4 cm，顶端有淡黄色膜质鳞叶及残存的茎基或茎基脱落后的疤痕，表面棕黄色至棕褐色，具有凹点状须根痕和不明显的环纹，质坚实，切断面黄白色或淡黄棕色，粉性。根茎下方周围着生多数细根，根粗 1～2 mm，长 1～4 cm，表面黄棕色，上端有皱缩而密集的环纹，根下端多编成小辫或盘成髻状。根皮易破裂露出白色根心。气微，味略苦，有较弱的辛麻不适感。以根茎肥大、色黄者为佳。

【鉴别要点】根横切面可见根被组织具 1～2 列细胞，并带有残留的根被碎片，细胞切向延长呈类方形，壁栓化、淡棕色。外皮层具 1～2 列排列紧密的细胞；皮层细胞大小不一，多角形，靠外侧的细胞壁多皱缩弯曲，皮层中有 2 圈由壁极皱缩的细胞形成环带；内皮层细胞一列较小，紧密排列，凯氏点隐约可见，位于中柱鞘横切面的 1/5 处，中柱鞘细胞小而紧密；初生木质部通常 4 束或 5 束，由数个类圆形导管组成；韧皮部位于木质部之间，中央为髓部，薄壁细胞内含淀粉粒。其粉末装片可见：草酸钙针晶成束或散在，淀粉粒众多，单粒圆形、长圆形、三角状卵形等，脐点呈点状、裂缝状、"人"字状或叉状，层纹不明显，偶见由 2～3 分粒组成的复粒；具有众多梯纹或网状梯纹孔式导管，根皮细胞表面类长方形，淡黄棕色，细胞壁细波状；鳞叶表皮细胞长条形，淡棕褐色，细胞壁较平直，可见栓化细胞碎片和油滴。

【生境分布】生于海拔 1 400 m 以上的林下、山谷阴湿处、山坡或路旁岩石下。野生品种主要分布于恩施州高山地区如巴东县绿葱坡、恩施市太山庙、利川市佛宝山、宣恩县七姊妹山，各县（市）均有少量栽培。

【化学成分】主要含皂苷类成分，以甾体皂苷（薯蓣皂苷、偏诺皂苷、延龄草皂苷）为主，同时还含有黄酮苷、倍半萜苷、苯丙素苷等。

【作　　用】有补脑安神、镇静止痛、活血调经、收敛止血的作用；常用于治疗眩晕头痛、高血压病、神经衰弱、跌打损伤、腰腿疼痛、月经不调、崩漏；外用治疗疮。

【性　　味】性温、味甘、微辛；有小毒。

【备　　注】①本品与文王一支笔（筒鞘蛇菰）、七叶一枝花、江边一碗水（南方山荷叶）并称为"土家族四大神药"，又称"神农四宝"。②有部分地区以车前草（车前）的根茎作为伪品销售，其性状为长圆形或近球形，表面黄褐色或灰褐色，根茎顶端可见淡黄色绒毛状残留的叶柄痕及残存的基生叶柄或除去茎基的叶痕、茎痕，质地较脆，气微、味淡。

六十九、竹节七（华蟹甲）

【别　　名】马棒七、羊角天麻、土天麻、水葫芦七。

【来　　源】为菊科华蟹甲属植物华蟹甲 Sinacalia tangutica（Maxim.）B. Nord. 的块茎。

【采收加工】夏秋季采挖，洗净，晒干。

【植物形态】多年生草本，高 80～150 cm。根茎肥大而呈块茎状。茎直立，初时疏生蛛丝状毛，后逐渐脱落。叶柄长 3～5 cm，基部扩大，半抱茎；

下部叶花期常凋落，中部叶片厚纸质，心形，羽状深裂，裂片3～4对，窄或宽矩圆形，每个裂片又有数个小尖裂片和锯齿，基部截形或微心形，上面疏生贴短毛，下面沿叶脉有疏蛛丝状毛；中部叶大，长10～16 cm，宽10～15 cm，有短柔毛；上部叶渐小。头状花序极多数，在顶端和上部叶腋密集成金字塔状的宽圆锥花序，花序轴和总花梗有黄褐色毛；总花梗细，有1～3枚刚毛状的小苞片；总苞圆柱形，长约8 mm；总苞片5，条形，稍钝；花冠黄色，有2～3朵舌状花和4～7朵筒状花。瘦果圆柱形，有棱，冠毛白色。花期秋季。

【药材性状】块茎呈纺锤形或长条形，稍扁略弯曲，两端稍尖似羊角；表面淡灰黄色或棕黄色，未除去外皮者环节明显，有不规则纵皱或沟纹，散有须根或点状突起的须根痕，顶端残留茎基。质坚硬，断面稍角质样，灰白色或黄白色。气微，味微甜。

【鉴别要点】粉末为棕灰色，显微观察可见木纤维颇多，成束的多已成断块，偶有单个散在，单个纤维呈梭形或长梭形，两端钝圆或细尖，壁不甚厚，木化，壁孔不明显；厚壁细胞（或称皮层石细胞），多单个散在，呈类圆形、多角形或长多角形；壁不甚厚，木化，孔沟明显，纹孔不明显，胞腔中常含棕色物质；导管网纹，壁木化；木栓细胞表面观呈长方形或多角形，栓化；此外，尚可见少数多面体状单晶、不规则褐色块状物。

【生境分布】生于海拔500 m以上的山谷沟边、林缘和草丛中。恩施州各县（市）均广泛分布。

【化学成分】主要含甾醇类化合物如豆甾-4-烯-3β，6β-二醇、24-乙基-5α-胆甾-3β，5,6β-三醇、7β-甲氧基-豆甾-5-烯-3β-醇、7β-甲氧基-豆甾-5-烯-3β，22β-二醇、豆甾-5-烯-3β，7α-二醇、伞形花内酯、7-羟基-8-甲氧基香豆素，挥发油类，以及少量微量元素和脂肪酸类化合物。

【作　　用】有赶风化痰、息风平肝的作用；常用于治疗头痛眩晕、风湿痹痛、偏瘫、咳嗽痰多。

【性　　味】性平，味麻辣、微苦回甘。

【备　　注】①同属植物掌裂蟹甲草 *Parasenecio palmatisectus* (J. F. Jefrey) Y. L. Chen 的根状茎在恩施部分地区也作为竹荪七使用。其根状茎粗壮，茎无毛。叶膜质，展平呈宽卵形，掌状深裂，有5～7枚裂片，裂片又有2～4个直角，基部心形，叶柄细。花序梗有1～2枚条形小苞片；总苞筒状圆柱形；总苞片长圆状条形，花3～4朵，黄棕色。气微，味微甜。作用偏于除湿通络、活血散瘀，常用于治疗感冒头痛、发热咳嗽、腰腿疼痛、跌打损伤。经考证，应系误用，临床应注意区分。②本品与神麻（天麻）性状较为相似，部分地区将其充当天麻伪品销售，应注意辨别。

七十、竹根七

【别　　名】竹兰、竹叶七、牙片竹、阿青果、三子果等。

【来　　源】为百合科植物竹根七 *Disporopsis fuscopicta* Hance、长叶竹根七 *Disporopsis longifolia* Craib 的干燥根茎。

【采收加工】秋冬季采收，洗净，鲜用或蒸后晒干。

【植物形态】竹根七：多年生草本，高 25～50 cm。根状茎连珠状，粗 1～1.5 cm。茎高 25～50 cm。叶纸质，卵形、椭圆形或矩圆状披针形，长 4～9（～15）cm，宽 2.3～4.5 cm，先端渐尖，基部钝、宽楔形或稍心形，具柄，两面无毛。花 1～2 朵生于叶腋，白色，内带紫色，稍俯垂；花梗长 7～14 mm；花被钟形，长 15～22 mm；花被筒长约为花被的 2/5，口部不缢缩，裂片近矩圆形；副花冠裂片膜质，与花被裂片互生，卵状披针形，长约 5 mm，先端通常 2～3 齿或 2 浅裂；花药长约 2 mm，背部以极短花丝着生于副花冠两个裂片之间的凹缺处；雌蕊长 8～9 mm；花柱与子房近等长。浆果近球形，直径 7～14 mm，具 2～8 颗种子。花期 4—5 月，果期 10—11 月。

长叶竹根七：根状茎连珠状，粗 1～2 cm。茎高可达 1 m。叶纸质，椭圆形、椭圆状披针形或窄椭圆形，长 10～20（～27）cm，宽 2.5～6（～10）cm，先端长渐尖或稍尾状，无毛，具短柄。花 5～10 朵，簇生于叶腋，白色，近直立或平展；花梗长 1.2～1.5 cm，无毛；花被长 0.8～1 cm，花被筒口部缢缩，略呈葫芦形；裂片窄椭圆形，长 4～6 mm；副花冠裂片肉质，与花被裂片对生，长 1.5～2 mm，宽约 0.8 mm，先端微缺；花药长圆形，长 2.5～3 mm，基部叉开，花丝极短，背部着生于副花冠裂片先端凹缺处；雌蕊长约 4 mm，花柱短；子房锥形。浆果三角状球形，熟时白色，具 2～5 颗种子。花期 5—6 月，果期 10—11 月。

【药材性状】根状茎呈连珠状，直径 1～2.5 cm，外表面深黄色，有时带绿色。节间密集，芦碗大，几相连，相邻者同向，整个凹面密布细小针窝眼。折断面淡棕色，角质样。气微，味微甜，有黏性。

【生境分布】生于海拔 800～1 900 m 的林下、灌丛下或林缘。分布于恩施州的恩施市新塘乡、宣恩县椿木营乡、建始县龙坪乡、利川市汪营镇等地。

【性　　味】性平，味甘、微辛。

【作　　用】有益气养阴、润肺止咳、活血化瘀的作用；常用于治疗病后体虚、阴虚肺燥、咳嗽痰黏、咽干口渴、消化不良、跌打损伤、骨折。

【备　　注】同属植物深裂竹根七 *Disporopsis pernyi*（Hua）Diels 在恩施部分地区也作为竹根七使用。

七十一、竹叶三七（少花万寿竹）

【别　　名】石竹根、竹林消、万花梢、黄牛尾巴、百尾笋、竹凌霄、白龙须。

【来　　源】为秋水仙科万寿竹属植物少花万寿竹 *Disporum uniflorum* Baker ex S. Moore 的根及根茎。

【采收加工】夏秋季采挖，洗净，鲜用或晒干。

【植物形态】多年生草本，高 30～80 cm。根茎肉质，横走，直径约 5 mm。茎直立，上部具叉状斜上的分枝。叶互生，有短柄或无柄；叶片薄纸质至纸质，椭圆形、卵形至披针形，长 4～15 cm，先端骤渐尖或尖，下面色较浅，脉上边缘有乳头状突起，有横脉。花钟状，黄色、淡黄色、白色或绿黄色，1～3（～5）朵生于分枝顶端；花梗长 1～2 cm；花被片 6，倒卵状披针形；雄蕊内藏，不伸出花被片外，花丝长约 1.5 cm，花药内藏；花柱长 1.5 cm。浆果椭圆形或球形，直径约 1 cm，黑色，含 3 粒直径约 5 mm 的深棕色种子。花期 3—6 月，果期 6—11 月。

【药材性状】根茎有分枝，环节明显，一端有残茎痕，下侧多带状茎痕。根表面黄白或棕黄色，具细纵纹，常弯曲，长 6～10 cm，直径约 1 mm。质硬脆，易折断，断面中间有 1 黄色木心，皮部色淡。气微，味淡微甜，嚼之有黏性。

【鉴别要点】根横切片可见表皮细胞一列，呈类方形或类圆形，排列紧密，微木化；皮层薄壁细胞类圆形，外侧细胞常皱缩，草酸钙针晶不规则散在，皮层内侧细胞较大，细胞间隙较大，充满淀粉粒；内皮层细胞排列紧密，细胞两侧壁及内壁加厚，可见通道细胞；中柱鞘为一列薄壁细胞，呈切向延长；中柱木质部与韧皮部交互相间排列，木质部导管呈放射状排列，木化组织接连成环，且初生木质部导管通常较小，后生木质部导管较大；韧皮部束薄壁细胞类圆形或类多角形，形小，位于木质部的间隙处，中心有时有髓部。粉末呈淡黄色，表皮细胞碎片淡黄色，呈类方形，薄壁组织细胞碎片类卵圆形，木纤维长梭形，无色，两端小，具螺纹导管和网纹导管，淀粉粒三角锥形，草酸钙针晶呈细小针状，多散在，偶见针晶束。

【生境分布】生于林下或灌木丛。在恩施州各县（市）均有分布，也作为园林植物广泛栽培。

【作　　用】有清肺化痰、健脾消食、舒筋活络的作用；常用于治疗肺热咳嗽、痰中带血、食欲不振、食后饱胀、筋骨疼痛、腰腿疼痛等；外用治烧烫伤、骨折。

【性　　味】性平，味甜、淡。

【备　　注】在恩施部分地区将本品作为太子参的伪品，应注意区分。

七十二、追风七（路边青）

【别　　名】见肿消、追风草、乌金丹、水杨梅。

【来　　源】为蔷薇科路边青属植物路边青 *Geum aleppicum* Jacq. 的全草或根。

【采收加工】夏季采收，鲜用或切段晒干。

【植物形态】多年生草本，高 30～100 cm。根茎粗短，密生多数须根。茎被开展粗硬毛，稀，几无毛。基生叶为大头羽状复叶，通常有小叶 2～6 对，连叶柄长 10～25 cm；叶柄被粗硬毛；小叶大小极不相等，顶生小叶最大，菱状广卵形或宽扁圆形，长 4～8 cm，宽 5～10 cm，先端急尖或圆钝，基部宽心形至宽楔形，边缘常浅裂，有不规则粗大锯齿，锯齿急尖或圆钝，两面绿色，疏生粗硬毛；茎生叶羽状复叶，有时重复分裂，向上小叶逐渐减少；托叶大，绿色，叶状，卵形，边缘有不规则粗大锯齿，顶生小叶披针形或倒卵状披针形，先端渐尖或短渐尖，基部楔形。花序顶生，疏散排列；花梗被短柔毛或微硬毛；花萼 5，卵状三角形，先端渐尖，副萼片狭小，披针形，先端渐尖，稀2 裂，比萼片短 1/2 多，外面被短柔毛及长柔毛；花瓣 5，黄色，近圆形，长于花萼，花直径 1～1.7 cm；花柱顶生，在上部 1/4 处扭曲，成熟后自扭曲处脱落，脱落部分下部被疏柔毛。聚合果倒卵球形，瘦果被长硬毛，花柱宿存部分无毛，先端有小钩；果托被短硬毛，长约 1 mm。花果期 7—10 月。

【药材性状】根茎粗短，长 1～2.5 cm，有多数细须根，均为棕褐色。茎圆柱形，被毛或近无毛。基生叶有长柄，羽状全裂或近羽状复叶，顶裂片较大，卵形或宽卵形，边缘有锯齿，两面被毛，侧生裂片小，边缘有不规则的粗齿；茎生叶互生，卵形，三浅裂或羽状分裂。花顶生，常脱落。聚合瘦果近球形。气微，味辛、微苦。以色鲜、叶多、完整者为佳。

【鉴别要点】根横切面可见木栓层由 4～10 列细胞组成，大多数木栓细胞呈类方形，靠内侧的 4 列细胞较小，排列较整齐，外表落皮层深褐色。皮层窄，由 4～10 列薄壁细胞组成，细胞排列紧密，细胞壁不甚平直，维管束 4 束或 5 束，韧皮部宽广，束中形成层明显，由 2～4 列类方形的小型细胞切向排列，木质部导管大小不一，略呈径向排列或不规则排列；原生木质部导管小，位于维管束之间近髓部处，射线宽，细胞类方形或类长方形，径向排列。髓部细胞排列紧密，壁微呈波状弯曲。茎横切面可见表皮细胞一列，细胞小，多呈类方形或略向外凸，排列整齐而紧密，具较多单细胞非腺毛，细胞壁较薄。有时也可见基部由 2～4 个细胞组成的非腺毛，偶见腺鳞和气孔；皮层由 7～10 层薄壁细胞组成，靠外 4 层细胞较小，且排列亦较整齐，其余细胞为长椭圆形，切向排列较为疏松；中柱鞘纤维由 14～20 层纤维组成环状，包围着维管束，嫩茎的中柱鞘纤维环窄，茎越老纤维环越宽，并常延伸至维管束之间；外韧型维管束 16～25 束，韧皮部呈月牙形至半圆形，形成层不明显；木质部导管类圆形或类长方形，大小不一，4～6 个径向排列；髓部宽广，约占横切面的 1/2。粉末灰绿色，显微观察可见非腺毛众多，均由单细胞组成，一种壁薄且表面较为光滑，另一种壁厚但基胞腔内可见众多点状分泌物，有的表面可见明显的双螺纹，还有一种长圆锥状且较为短小的非腺毛，壁稍厚；叶表皮细胞壁呈波状，气孔不定式；导管网纹，纹孔细密，可见成片的网纹管细胞，较短粗，亦可见少数螺纹导管；木栓细胞类长方形，黄棕色，壁增厚；纤维较细，壁薄，有的呈梭形；花粉粒淡黄色，类三角形或类圆形，萌发孔 3 个，表面可见点状雕纹，偶见类肾形的花粉粒气囊；淀粉粒单粒，椭圆形或梨形，大小不一，脐点"人"字形、飞鸟状、点状等，层纹隐约可见；草酸钙簇晶多存在于海绵组织及花粉囊壁细胞内，茎的薄壁细胞内亦可见；薄壁细胞类长方形，有的壁呈波状弯曲。

【生境分布】生于山坡草地、沟边、地边、河滩、林间隙地、林缘及路边潮湿处。恩施州各县（市）均广泛分布。

【化学成分】主要含有苯甲酸、没食子酸、水杨酸、香草醛、3,4,5-三羟基苯甲醛、3,4,5-三羟基苯甲酸乙酯、β-谷甾醇、乌苏酸、山柰酚、槲皮素、山柰酚-3-O-β-D-葡萄糖苷、槲皮素-3-O-β-D-葡萄糖苷、胡萝卜苷、对羟基苯甲酸、氨基酸等。

【作　　用】具有较好的抑菌作用，以及赶火败毒、活血止痛、调经止带作用；常用于治疗疮痈肿痛、口疮咽痛、跌打伤痛、风湿痹痛、泻痢腹痛、月经不调、崩漏带下、脚气水肿、小儿惊风等。

【性　　味】性凉，味甘、微麻辣。

【备　　注】同属植物柔毛路边青在恩施部分地区也作为追风七使用。其全体密被淡黄色柔毛，瘦果细长，具宿存长刺状花柱，果时花托被淡黄色长硬毛。性平，味甘，功偏补脾益肾。经考证，应系误用，临床使用应注意区分。

第三章

三十六偏 "七"

一、白牛七（狗筋蔓）

【别　　名】鹅儿肠、白牛膝、水筋骨。

【来　　源】为石竹科狗筋蔓属植物狗筋蔓 *Silence baccifera*（L.）Roth 的带根全草。

【采收加工】秋末冬初采挖，洗净泥沙，晒干或鲜用。

【植物形态】多年生草本，全株有毛。茎多分枝，上升或俯卧，长 1～2 m。单叶对生；有短柄；叶片卵状披针形或长圆形，长 2～4 cm，宽 0.7～1.5 cm，先端渐尖，基部楔形，两面无毛，仅中脉上有毛。圆锥状聚伞花序，或单生于分枝的叉上，微下垂，花梗有柔毛；萼阔钟形，5 齿裂，10 脉；花瓣 5，白色，先端凹下，喉部有 2 鳞片；雄蕊 10，短于花瓣，花盘延伸成短柄；子房上位 1 室，基部有 3 隔脉；花柱 3。浆果状蒴果，成熟时黑色，有光泽，不规则开裂。种子肾形，黑色，有光泽。花期 7—8 月，果期 8—9 月。

【药材性状】根细长圆柱形，稍扭曲，常数条着生于较短的根茎上，长 10～30 cm，直径 3～6 mm，表面黄白色，有纵皱纹，质硬而脆，易折断，断面黄白色。茎多分枝，表面黄绿色至黄棕色，节部膨大，有黄色毛。断面中央有白色的髓。叶对生，完整者卵状披针形或长圆形，长 2～4 cm，宽 7～15 mm，全缘，中脉有毛。茎枝顶端有单生或 2～3 朵聚生的小花，花瓣 5，白色。气微，味甘、微苦。

【生境分布】生于森林灌丛间、湿地及河边。恩施州各县（市）均广泛分布。

【化学成分】根含棉子糖、蔗糖及半乳糖苷，剪秋罗糖、异剪秋罗糖及这两种糖所组成的二糖、三糖等；全草含肥皂草素、异肥皂草苷、肥皂草素-6′-O-半乳糖苷、牡荆素、荭草素、合模荭草素。

【性　　味】性温，味甘、苦。

【作　　用】有赶风除湿、活血定痛、接骨生肌、利尿消肿的作用；常用于治疗跌打损伤、骨折、风湿骨痛、月经不调、瘰疬、痈疽、小儿疳积、肾炎水肿、泌尿系感染、肺结核等；外用治疮疡疖肿、淋巴结结核。

二、缠腰七（华萝藦）

【别　　名】奶浆藤、见肿消、一点白。

【来　　源】为萝藦科植物华萝藦 *Metaplexis hemsleyana* Oliv. 的根及根茎。

【采收加工】8—11月采挖根茎及根，晒干。

【植物形态】多年生草质藤本，长达 5 m，全株具乳汁；枝条具单列短柔毛，节上更密。叶对生，膜质；叶柄长 4.5～5 cm，顶端具丛生小腺体；叶片卵状心形，长 5～11 cm，宽 2.5～10 cm，先端急尖，基部心形；叶耳圆形，上面深绿色，下面浅绿色或粉绿色，两面均无毛；侧脉 5 对，斜曲上升，叶缘前网结。总状式聚伞花序腋生，有花 6～16 朵；总花梗长 4～6 cm，被疏柔毛，花梗长约 1 cm；花萼 5 裂，裂片卵状披针形；花蕾宽卵形，先端钝或圆形；花冠近辐状，白色，两面无毛；副花冠 5 裂，兜状，着生于合蕊冠基部；花粉块每室 1 个，下垂，花粉块基部膨大，有粉线卵球状；心皮离生；柱头长尖，先端 2 裂。蓇葖果叉生，长圆形，粗糙。种子先端具长约 3 cm 的白色绢质种毛。花期 7—9 月，果期 9—12 月。

【生境分布】多生于海拔 1 200 m 以下的山坡、路旁或灌木丛中。在恩施州主要分布于建始县、利川市等。

【化学成分】主要含 12,20 - O - 二苯甲酰肉珊瑚苷元-3 - O - β - D - 磁麻吡喃糖苷、12,20 - O - 二苯甲酰肉珊瑚苷元-3 - O - β - D - 黄夹吡喃糖基（1→4）- β - D - 夹竹桃吡喃糖基（1→4）- β - D - 磁麻吡喃糖苷、12 - O - 乙酰 - 20 - O - 苯甲酰肉珊瑚苷元-3 - O - β - D - 黄夹吡喃糖基（1→4）- β - D - 夹竹桃吡喃糖基（1→4）- β - D - 磁麻吡喃糖苷、吉马苷元-3 - O - β - D - 黄夹吡喃糖基（1→4）- β - D - 夹桃竹桃吡喃糖基（1→4）- β - D - 磁麻吡喃糖苷等。

【作　　用】有补肾元阳、补气益精的作用；常用于治疗肾虚腰痛、遗精、产后缺乳、蛇虫咬伤等症。

【性　　味】性微温，味甘、涩。

三、地桃七（地桃花）

【别　　名】梵尚花、牛毛七、桃子草、肖梵天花、刺头婆、野桃花。

【来　　源】为锦葵科植物地桃花 *Urena lobate* L. 的根或全草。

【采收加工】全年均可采收，洗净，鲜用或晒干。

【植物形态】亚灌木状草本，高达 1 m。小枝被星状绒毛。叶互生；叶柄长 1～4 cm，被灰白色星状毛；托叶线形，长约 2 mm，早落；茎下部的叶近圆形，长 4～5 cm，宽 5～6 cm，先端浅 3 裂，基部圆形或近心形，边缘具锯齿；中部的叶卵形，长 5～7 cm，宽 3～6.5 cm；上部的叶长圆形至披针形，长 4～7 cm，宽 1.5～3 cm；叶上面被柔毛，下面被灰白色星状茸毛。花腋生，单生或稍丛生，淡红色，直径约 15 mm；花梗长约 3 mm，被绵毛；花瓣 5，倒卵形，长约 15 mm，外面被星状柔毛；雄蕊柱长约 15 mm，无毛；花柱枝 10，微被长硬毛。果扁球形，直径约 1 cm，分果瓣被星状短柔毛和锚状刺。花期 7—10 月。

【药材性状】干燥根呈圆柱形，略弯曲，支根少数，上生多数须根，表面淡黄色，具纵皱纹；质硬，断面呈破裂状。茎灰绿色至暗绿色，具粗浅的纵纹，密被星状毛和柔毛，上部嫩枝具数条纵棱；质硬，木部断面不平坦，皮部富纤维，难以折断。叶多破碎，完整者多卷曲，上表面深绿色，下表面粉绿色，密被短柔毛和星状毛，掌状网脉，下面突出，叶腋有宿存的托叶。气微，味淡。

【鉴别要点】茎横切面可见木栓层由 5～8 列扁平状的木栓细胞组成，细胞壁稍厚，其外壁有多数非腺毛；韧皮部由筛管、体胞、韧皮纤维及韧皮薄壁细胞组成，韧皮纤维壁稍厚，常数个成束存在于韧皮部外侧；形成层环状，木质部导管径向排列，导管周围有多数木纤维，壁厚，木化髓部较宽，约占茎横切面的 3/5，由多数薄壁细胞组成，髓的中央通常有一分泌道，髓的四周有 5～8 个分泌道环列；叶、花、果粉末非腺毛众多，一种为星状毛，体部 3～16 个细胞，平直或弯曲，先端渐尖，有明显的角质纹理，胞腔条形；另一种为单细胞非腺毛，平直或向一侧偏弯。腺毛棒状，头部长圆形或类圆形，3～9 个细胞，柄部 1～2 个细胞。

【生境分布】生于空旷地、草坡或疏林下。恩施州各县（市）均有分布，其中以低海拔地区分布较广泛。

【化学成分】主要含山奈酚、芦丁、槲皮素、阿福豆苷、紫云英苷、银椴苷、过山蕨素、大红花景天苷、丁香酸、丁香酸葡萄糖苷、水杨酸、原儿茶素、原儿茶素甲酯、咖啡酸、马来酸等。

【作　　用】有祛风利湿、活血消肿、清热解毒的作用；常用于治疗感冒、风湿痹痛、痢疾、泄泻、淋证、带下、月经不调、跌打肿痛、喉痹、乳痛、疮疖、毒蛇咬伤。

【性　　味】性凉，味甜、辣。

【备　　注】同属植物粗叶地桃花 *Urena lobata* L. var. *glauca* （Blume） Borss. Waalk. 在恩施部分地区也作为地桃七使用。其与本品的主要区别是叶密被粗短绒毛和绵毛，下部的叶较宽而很少分裂，先端通常 3 浅裂，基部近心形，上部的叶卵形或近圆形，具锯齿；小苞片线形，密被绵毛，略长过于萼片；花瓣长 10～13 mm。

四、肺痨七（阴地蕨）

【别　　名】独脚鸡、独立金鸡、一朵云、破天云、黄连七。

【来　　源】阴地蕨科植物阴地蕨 *Botrychium ternatum* （Thunb.） Sw. 的全草。

【采收加工】冬季或春季采收，连根挖取，洗净晒干。

【植物形态】多年生草本，高 20 cm 以上。根茎粗壮，肉质，有多数纤维状肉质根。营养叶叶柄长 3～8 cm，叶片三角形，长 8～10 cm，宽 10～12 cm；三回羽状分裂，最下羽片最大，有长柄，呈长三角形；其上各羽片渐次无柄，呈披针形，裂片长卵形至卵形，宽 0.3～0.5 cm，有细锯齿，叶面无毛，质厚。孢子叶有长梗，长 12～22 cm。孢子囊穗集成圆锥状，长 5～10 cm，三至四回羽状分枝；孢子囊无柄，黄色，沿小穗内侧成两行排列，不陷入囊托内，横裂。

【药材性状】根茎长 0.5～1 cm，直径 2～3.5 mm，表面灰褐色，下部簇生数条须根。根长约 5 cm，直径 2～3 mm，常弯曲，表面黄褐色，具横向皱纹；质脆易断，断面白色，粉性。总叶柄长 2～4 cm，表面棕黄色，基部有干缩褐色的鞘；营养叶柄长 3～8 cm，直径 1～2 mm，三角状而扭曲，具纵条纹，淡红棕色；叶片卷缩，黄绿色或灰绿色，展开后呈阔三角形，三回羽裂，侧生羽片 3～4 对；叶脉不明显。孢子叶柄长 12～25 cm，黄绿色或淡红棕色；孢子囊穗棕黄色。气微，味微甘而微苦。以根多、叶绿者为佳。

【鉴别要点】根横切面可见表皮细胞外壁木栓化，无根毛；皮层宽阔，细胞内充满淀粉粒；内皮层凯氏点明显；成熟根的木质部多为四元型，少数三元型；木质部中央常镶嵌 4～8 个薄壁细胞，管胞多角形。根茎横切面可见最外层 1～3 列细胞木栓化；皮层宽阔，内皮层凯氏点明显；中柱为外韧管状中柱，有时可见 1 个叶隙，有时可见束中形成层；木质部管胞多角形；木射线明显，由单列细胞组成；基本组织的薄壁细胞大多充满淀粉粒。叶柄横切面可见表皮细胞排列较整齐，外壁角质层明显；中柱呈 U 形；在中柱凹陷处，常可见 1～4 个空腔。孢子囊穗粉末可见孢子极面观为钝三角形，近极面外凸，三边微凹；极轴长 12～21 μm，赤道轴长 29～44 μm；具明显的 3 裂缝，裂缝细长，几达孢子赤道线；周壁具粗而明显的疣状纹饰。粉末为灰绿色至棕褐色，显微镜下观察可见淀粉粒甚多，单粒，大多圆形和类圆形，脐点点状、星状、裂缝状或三叉状，层纹明显；复粒较多，由2～5分粒组成，各分粒脐点明显；气孔特异，内陷，保卫细胞侧面观呈哑铃形或顶面观呈电话听筒状；孢子为四面体，三角状圆锥形，顶面观呈三角锥形，可见三叉状裂隙，侧面观呈类三角形，顶面观类圆形，孢子边缘波状弯曲，外壁显类圆形或呈多角形的瘤状纹理；孢子囊壁细胞黄棕色，无细胞间隙，壁呈微波状弯曲或连珠状增厚；管胞多为孔纹。

【生境分布】生于海拔600 m以上的林荫、山谷等阴湿处。主要分布于恩施州的恩施、咸丰、巴东、建始等县（市）。

【化学成分】主要含阴地蕨素、槲皮素及其糖苷、木犀草素等；此外，还含有多糖等。

【作　用】有清热解毒、平肝熄风、止咳、止血、明目去翳的作用；常用于治疗小儿高热惊搐、肺热咳嗽、咳血、百日咳、癫狂、痫疾、疮疡肿毒、瘰疬、毒蛇咬伤、目赤火眼、目生翳障。

【性　味】性微寒，味甘、苦。

五、浮水七（动蕊花）

【别　名】粉荆芥、土藿香、野藿香。

【来　源】为唇形科植物动蕊花 Kinostemon ornatum （Hemsl.）Kudo 的全草。

【采收加工】夏秋季采收全草，晒干或鲜用。

【植物形态】多年生草本，高50～80 cm。茎直立，基部分枝，四棱形，光滑无毛。叶具短柄，柄长0.3～1 cm；叶片卵圆状披针形至长圆状线形，长7～13 cm，宽1.3～3.5 cm，先端尾状渐尖，基部楔状下延，边缘具疏牙齿，两面无毛，侧脉6～8对。轮伞花序，开向一面，多数组成顶生及腋生的疏松总状花序；苞片长约5 mm，早落；花萼长约4.7 mm，外面无毛，内面具毛环，萼齿5，呈二唇式开张，上唇3齿，中齿特大，圆形，直径约3 mm，侧齿卵圆形，小，附于中齿基部的两侧，下唇两齿，披针形；花冠紫红色，长约11 mm，外面疏被柔毛及淡黄色腺点，内面无毛，冠筒长可达8 mm，上唇2裂，裂片斜三角状卵形，裂片间缺弯达上唇1/2，下唇3裂，中裂片卵圆状匙形，侧裂片长圆形，雄蕊4，前对稍长，花药2室，肾形，花柱长超出雄蕊，先端不相等2裂；子房球形。小坚果倒卵形，长约1 mm。花期6—8月，果期8—11月。

【生境分布】生于海拔 800～2 200 m 的山坡林下及灌丛中。在恩施州各县（市）均有少量分布，其中恩施市新塘乡双河镇、巴东县绿葱坡镇一带分布较广泛。

【性　　味】性凉，味辛、微苦。

【作　　用】有赶火败毒、利水消肿、散瘀止痛的作用；常用于治疗外感风热、头痛、咳嗽、肺痈、肝腹水、淋证等。

六、拐角七（野棉花）

【别　　名】满天星、野牡丹、水棉花、打破碗花花。

【来　　源】为毛茛科植物野棉花 Anemone vitifolia Buch. – Ham. 的根。

【采收加工】全年均可采根，洗净切片，晒干。

【植物形态】多年生草本，高 60～100 cm。根茎斜生，粗 0.8～1.5 cm。基生叶 2～5；叶柄长 25～60 cm，有柔毛；叶片心状卵形或心状宽卵形，长 11～22 cm，宽 12～26 cm，顶端急尖，3～5 浅裂，边缘有小牙齿，上面疏被短糙毛，下面密被白色短绒毛。花葶粗壮直立，有柔毛；聚伞花序长 20～60 cm，二至四回分枝；苞片 3，轮生，叶状，但较小，柄长 1.4～7 cm；花梗长 3.5～5.5 cm，密被短绒毛；花两性，萼片 5，花瓣状，白色或带粉红色，倒卵形，长 1.4～1.8 cm，宽 8～13 mm，外面被白色绒毛；花瓣无；雄蕊多数，长 3.5～4.5 mm；心皮多数，密被绵毛。聚合果球形，直径约 1.5 cm；瘦果长约 3.5 mm，密被绵毛，果柄细。花期 7—10 月，果期 8—11 月。

【药材性状】本品常扭曲，少分枝；表面棕色或棕褐色，具不规则的纵皱纹及少数侧根痕。根头部有茎基、叶基及棕黄色须状叶基维管束。质坚实，木质性，易折断，断面不平整，皮部淡棕色，木部黄棕色，射线色较深，根中心部分可见裂隙。气微，味苦。

【鉴别要点】根横切面可见木栓层由数列细胞组成，外被落皮层，深棕色，细胞多破碎；皮层和韧皮部有众多筛管群和纤维束散在，筛管群大多被纤维包围，纤维木化，壁薄；形成层呈环状，由 3～5 列细胞组成，细胞扁长方形；维管束呈放射状排列，由导管、木纤维及木薄壁细胞组成，导管散列，类圆形，木射线明显。粉末棕褐色，显微镜下观察可见导管多为具缘纹孔和梯纹，少见螺纹和网纹；木纤维众多，成束，长梭形或长圆形，壁薄，孔沟明显，胞腔内有斜点状纹孔；韧皮纤维成束，长梭形，淡黄色；木栓细胞黄棕色，类长方形；棕色块众多，大小不一。

【生境分布】生于海拔 1 200～2 000 m 的山地草坡、疏林中或沟边地带。在恩施州各县（市）均广泛分布，以野生为主。

【化学成分】主要含挥发油类化学成分，以 3-甲基丁醛、2-甲基丁醛、3-甲基丁醇和 3-辛酮等为主；此外，还含有大量的三萜皂苷、毛茛苷、甾体皂苷、白头翁素、香豆素及氨基酸类化合物。

【作　　用】有赶湿除热、解毒杀虫、理气散瘀的作用；常用于泄泻、痢疾、黄疸、疟疾、蛔虫病、蛲虫病、小儿疳积、脚气肿痛、风湿骨痛、跌打损伤、痈疽肿毒、蜈蚣咬伤等。

【性　　味】性温，味苦、微麻辣；有毒。

【备　　注】本品过量服用时，可致头晕、呕吐、四肢麻木等中毒症状，故内服宜慎。

七、海椒七（四子马蓝）

【别　　名】岩冬菜、赤脚大仙、拐脚草、枪花药、绿豆青、狗肝菜、水甲花。

【来　　源】为爵床科植物四子马蓝 *Strobilanthes tetrasperma* 的全草。

【采收加工】夏秋季采收，洗净，鲜用或晒干。

【植物形态】纤细草本。茎通常匍匐，稀直立。叶对生；具柄；叶片卵形至椭圆形，长 1.5～5 cm，先端钝或稍尖，基部阔楔形，边缘具浅锯齿。花少数集生成短穗状花序；苞片叶状至倒卵形或匙形，被短柔毛；小苞片条形，长约 4 mm；花萼 5 深裂，裂片条形，长 5～7 mm；花冠淡紫色，长 12～23 mm，花冠筒稍弯曲，外面被毛，内有长曲柔毛，冠檐 2 裂，裂片近圆形，先端微凹；雄蕊 4，二强，花丝基部有膜相连，有 1 退化雄蕊残迹。蒴果棒状，长 7～10 mm，近顶端有微毛。种子 4 粒，具微毛。

【药材性状】干燥全草全体呈暗绿色，长 20～60 cm。茎四棱形，直径 3～5 mm，分枝渐细；表面具纵直细纹，节明显，稍膨大，节间长 3～5 cm；质脆，易折断，断面中央有小空心。叶对生，多已皱缩或破碎，完整者展开后呈卵形或椭圆形，长 1.5～5 cm。枝顶有短穗状花序，花多已脱落。气微，味淡。以叶多、少破碎者为佳。

【生境分布】生于海拔 800 m 以上的林下石上或阴湿草地。在恩施州各县（市）均有分布，其中宣恩县和巴东县分布较广。

【性　　味】性寒，味辛、微苦。

【作　　用】有清热解毒、消肿通络的作用；主治风热感冒、风湿骨痛、跌打损伤、疮疖肿毒。

【备　　注】脾胃虚寒者慎服。

八、海龙七（穿龙薯蓣）

【别　　名】穿地龙、穿山龙、地龙骨、野山药。

【来　　源】为薯蓣科薯蓣属植物穿龙薯蓣 *Dioscorea nipponica* Makino 的根状茎。

【采收加工】春秋季采挖，去掉外皮及须根，切片晒干。

【植物形态】多年生缠绕草本，长可达 5 m。根茎横生，圆柱形，木质，多分枝，栓皮层显著剥离。茎左旋，圆柱形，近无毛。单叶互生；叶柄长 10～20 cm；叶片掌状心形，变化较大，茎基部叶长 10～15 cm，宽 9～13 cm，边缘为不等大的三角状浅裂、中裂或深裂，先端叶片小，近于全缘，叶表面黄绿色，有光泽，无毛或有稀疏的白色细柔毛，尤以脉上较密。花单性，雌雄异株。雄花序为腋生的穗状花序，花序基部常由 2～4 朵集成小伞状，花序顶端常为单花；苞片披针形，先端渐尖，短于花被；花被碟形，6 裂，裂片先端钝圆；雄蕊 6，着生于花被裂片的中央，花药内向。雌花序穗状，单生；花被 6 裂，裂片披针形；雌蕊柱头 3 裂，裂片再 2 裂。蒴果成熟后枯黄色，三棱形，先端凹入，基部近圆形，每棱翅状，大小不一，一般长约 2 cm，宽约 1.5 cm。种子每室 2 粒，有时仅 1 粒发育，着生于中轴基部，四周有不等的薄膜状翅，上方呈长方形，长约比宽大 2 倍。花期 6—8 月。

【药材性状】根茎呈长圆柱形，稍弯曲，长 10～20 cm，直径约 1.5 cm，具多数不规则的分枝。外表土黄色，有多数细纵纹及突起的须根残基，全角略似鹿角。质坚硬，断面淡黄色，粉性，可见多数带细孔的维管束散在。气微，味苦。以根茎粗长、土黄色、质坚硬者为佳。

【鉴别要点】根茎横切面可见木栓细胞多列，常脱落；皮层较薄，细胞壁微木化，有黏液细胞，内含草酸钙针晶束；中柱散生外韧型维管束；薄壁细胞含淀粉粒。粉末淡黄色，显微镜下观察可见淀粉粒椭圆形、类三角形、葫芦形、贝壳形，均较扁，两端或一端较尖，边缘有凹凸，脐点长缝状；草酸钙针晶多成束或散在，木化薄壁细胞淡黄色，长椭圆形或类长方形，一端稍狭窄或偏斜，微木化，纹孔较小；断面观圆多角形；具缘纹孔导管纹孔极细密，有网纹导管，另有木栓细胞。

【生境分布】生于山坡林边、灌丛中，或沟边。恩施州各县（市）均有分布，以建始县、鹤峰县、宣恩县、来凤县分布较为广泛。

【化学成分】主要含甾体皂苷类如薯蓣皂苷、纤细薯蓣皂苷、延龄草皂苷等；还含有少量甾醇、尿囊素、树脂、多糖、淀粉、氨基酸和黄酮类化合物。

【作　　用】有舒筋活络、祛风除湿、消肿止痛、祛痰止咳的作用；常用于治疗风湿痛、风湿关节痛、筋骨麻木、大骨节病、跌打损伤、支气管炎。

【性　　味】性微寒，味苦。

九、红三七（野鸦椿）

【别　　名】鸡合子树。

【来　　源】为省沽油科植物野鸦椿 *Euscaphis japonica*（Thunb.）Dippel 的果实或根。

【采收加工】根全年可采，8—9 月采收成熟种子，晒干。

【植物形态】落叶小乔木或灌木，高 2～8 m。树皮灰褐色，具纵条纹，小枝及芽红紫色，枝叶揉碎后发出恶臭气味。叶对生，奇数羽状复叶，长 8～32 cm，叶轴淡绿色，小叶 5～9 枚，稀 3～11 枚，厚纸质，长卵形或椭圆形，稀为圆形，长 4～9 cm，宽 2～4 cm，先端渐尖，基部钝圆，边缘具疏短锯齿，齿尖有腺体，两面除背面沿脉有白色小柔毛外余无毛，主脉在上面明显，在背面突出，侧脉 8～11，在两面可见；小叶柄长 1～2 mm，小托叶线形，基部较宽，先端尖，有微柔毛。圆锥花序顶生，花梗可长达 21 cm，花多，较密集，黄白色，直径 4～5 mm，萼片与花瓣均 5，椭圆形，萼片宿存，花盘盘状，心皮 3，分离。蓇葖果长 1～2 cm，每朵花发育为 1～3 个蓇葖，果皮软革质，紫红色，有纵脉纹，种子近圆形，直径约 5 mm，假种皮肉质，黑色，有光泽。花期 5—6 月，果期 8—9 月。

【药材性状】果实为蓇葖果，常 2～3 个着生于同一果柄的顶端，单个呈倒卵形、类圆形，稍扁，微弯曲，顶端较宽大，下端较窄小，长 7～20 mm，宽 5～8 mm。果皮外表面呈红棕色，有凸起的分叉脉纹，内表面淡棕红色或棕黄色，具光泽，内有种子 1～2 粒，扁球形，直径约 5 mm，厚约 3 mm，黑色，具光泽，一端边缘可见凹下的种脐，种皮外层质脆，内层坚硬，种仁白色，油质。气微，果皮味微涩，种子味淡而油腻。

【鉴别要点】果皮横切面可见外果皮为 1 列表皮细胞，类方形或长方形，外被角质层；下皮细胞 1 列，排列较整齐；中果皮 10 余层细胞，细胞多呈不规则的长方形，少数呈类圆形，胞壁薄；维管束外韧型，单个，大小不等，位于果皮中央，断续成球；韧皮部外侧间有纤维束，木化；木质部由导管、木纤维、木薄壁细胞组成，胞壁均木化；内果皮由 1 层石细胞组成，多呈长方形，孔沟明显，壁厚，木化，外被角质层。果实粉末褐紫色、种子粉末黑色，显微观察可见花粉囊内壁细胞形状不规则，具螺状、网状增厚壁，花粉粒钝三角形；外果皮细胞棕黄色，类方形。内果皮细胞类长条形，排列整齐，具壁孔和纹孔。假种皮细胞黑棕色，类方形，具纹孔；种皮由石细胞组成，细胞呈类圆形，具纹孔及细密的壁孔；髓细胞类方形，具纹孔。

【生境分布】生于向阳山坡、山谷、河边的丛林或灌丛间。恩施州各县（市）均有分布，其中在多数地区以园林观赏植物栽培。

【化学成分】主要含野鸦椿酸、委陵菜酸、齐墩果酸、异鼠李素-3-O-葡萄糖苷、野鸦椿酯、鞣花单宁、山柰酚、槲皮素、异槲皮苷、山柰酚-3-O-β-D-葡萄糖苷、槲皮素-3-O-β-D-葡萄糖苷、车菊素-3-木糖-葡萄糖苷、槲皮素-3-葡萄糖苷、紫云英苷等。

【作　　用】有祛风散寒、行气止痛、消肿散结的作用；常用于治疗胃痛、疝痛、月经不调、偏头痛、痢疾、脱肛、子宫下垂、睾丸肿痛等。

【性　　味】性温，味麻、辣。

【备　　注】在恩施部分地区也将其干皮、根皮、叶、花等入药。其叶祛风止痒，入药多外用，水煎洗可用于妇女阴痒；其干皮和根皮偏于行气利湿、祛风退翳，内服可用于小儿疝气、风湿骨痛，外洗可用于水痘和目生翳障；其花偏于祛风镇痛，多用于头痛眩晕。

十、红酸七（黄花油点草）

【别　　名】山黄瓜、大黄瓜香、瓜米菜、立竹根。

【来　　源】为百合科油点草属黄花油点草 *Tricyrtis pilosa* Wall. 的根或全草。

【采收加工】夏秋季采挖，洗净晒干。

【植物形态】多年生草本。茎高可达 1 m，无毛或上部有糙毛。叶互生，无柄；叶片广椭圆形，长 5～14 cm，宽 3～5 cm，先端渐尖，边缘被棕色短柔毛，上部的叶基心形而抱茎。聚伞花序顶生或生于上部叶腋，总花梗和花梗密被微毛和腺毛；花梗长 1.5～2.5 cm；花被片 6，通常黄绿色，有紫褐色斑点，椭圆形，长 15～18 mm，外轮花被基部具囊，开放后花被片向上斜展或近水平伸展；雄蕊 6，花丝稍长于花被片，开花时先端外反，密生腺毛。蒴果棱状长圆形，具三棱，长 2.5～3.5 cm。种子多数。花期 6—7 月，果期 8—9 月。

【药材性状】长短不等，长 5～20 cm。根茎顶端残留新生茎芽或茎痕，茎芽白色，长 6～8 mm，残留的茎基秆多开裂破碎不齐，质脆，易折断；根茎短小，圆形或椭圆形，长 1～2 cm，直径 3～5 mm；根茎着多数须根，须根呈微弱的扭曲，长 5～25 cm，直径 0.5～1 mm，表面淡黄色或黄褐色，质脆，易折断，断面白色。气微，味淡、微甘。

【生境分布】生长于海拔 800～2 400 m 的山地林下和草丛中岩石缝隙中。主要分布于建始县、利川市、恩施市的二高山和高山地区。

【化学成分】主要含有酚酸、黄酮、甾体、萜类等化学成分。

【作　用】具有扩张血管、防御病原体、抗氧化、抗炎等作用。用于补肺止咳、理气活血、散结、补虚，可治疗肺虚咳嗽、暑热腹痛及痞块。

【性　味】性温，味甘。

十一、猴血七（毛脉首乌）

【别　名】红药子、朱砂七、朱砂莲、血三七、雄黄连。

【来　源】为蓼科何首乌属植物毛脉首乌 *Fallopia multiflora* var. *ciliinervis* (Nakai) Yonek. et H. Ohashi 的块根。

【采收加工】全年可采，挖出后，除去茎叶、须根，晒干。

【植物形态】多年生蔓性草本。根状茎膨大成块状，木质。茎细长，中空，绿紫色，先端分枝。托叶鞘膜质，褐色，近乎透明。叶互生；叶柄长 0.5～5 cm，上面具沟，下面具黏质乳头状突起或具微小纤毛；叶片长圆状椭圆形，长 6～11 cm，宽 3～6 cm，圆锥花序顶生或腋生；花具明显小梗；花被白色或淡紫色，5 裂，外侧裂片中脉具翅；雄蕊 8；子房三棱状，柱头 3，盾状。小坚果三棱形，黑紫色，为扩大的膜质翅的花被所包。花期夏季。

【药材性状】外皮棕褐色，紧贴，不易剥离。根头部常有残茎疤痕，坚硬，不易破碎。商品常横切成块，直径 3～6 cm，厚 0.8～2.5 cm。断面凹凸不平，土黄色或黄棕色，鲜根断面橘红色或粉红色；有时呈现如何首乌之异形维管束，并有细条状淡黄色纹理。味微香而不苦，嚼之唾液染成黄色，粉末遇碱液立显紫红色反应。

【鉴别要点】根茎横切面可见木栓层为 10 数列深棕色木栓细胞，栓内层为 4～5 列细胞；皮层较薄，韧皮部宽广，韧皮束呈条状稍弯曲，韧皮射线宽；束间形成层不明显；木质部导管稀少，由木纤维围绕成束。皮层及韧皮部均有多数纤维群存在；薄壁组织细胞中有多数草酸钙簇晶，淀粉粒长圆形、近三角形，脐点裂缝状或"十"字状。

【生境分布】生于山坡路旁、沟边、滩地及乱石堆中。恩施州各县（市）均有分布，其中在巴东县绿葱坡镇、恩施市太山庙社区一带分布较广泛。

【化学成分】主要含蒽醌类化合物如大黄素、大黄素甲醚等；此外，还含有少量酚性化合物。

【作　用】有赶火败毒、止痛止血、调经的作用；常用于治疗咽喉肿痛、胃肠道炎症、尿路感染、吐血、衄血、便血、功能性子宫出血、月经不调；外用治跌打损伤、外伤出血。

【性　味】性凉，味苦、微涩；有小毒。

十二、胡豆七（轮叶八宝）

【别　　名】岩三七、轮叶景天、还魂草、一代宗。

【来　　源】为景天科八宝属植物轮叶八宝 *Hylotelephium verticillatum* 的地上部分。

【采收加工】夏秋季采收，鲜用或晒干。

【植物形态】多年生草本。须根细。茎高 40～100 cm，直立，不分枝。4 叶，少有 5 叶轮生，下部的常为 3 叶轮生或对生，叶比节间长，长圆状披针形至卵状披针形，长 4～8 cm，宽 2.5～3.5 cm，先端急尖，钝，基部楔形，边缘有整齐的疏牙齿，叶下面常带苍白色，叶有柄。聚伞状伞房花序顶生；花密生，顶半圆球形，直径 2～6 cm；苞片卵形；萼片 5，三角状卵形，长 0.5～1 mm，基部稍合生；花瓣 5，淡绿色至黄白色，长圆状椭圆形，长 3.5～5 mm，先端急尖，基部渐狭，分离；雄蕊 10，对萼的较花瓣稍长，对瓣的稍短；鳞片 5，线状楔形，长约 1 mm，先端有微缺；心皮 5，倒卵形至长圆形，长 2.5～5 mm，有短柄，花柱短。种子狭长圆形，长约 0.7 mm，淡褐色。花期 7～8 月，果期 9 月。

【生境分布】生于海拔 900～2 200 m 的山坡草丛中或沟边阴湿处。分布于恩施州高山及二高山地区。

【性　　味】性凉，味苦。

【作　　用】有活血化瘀、解毒消肿、止血的作用；常用于治疗劳伤腰痛、金创出血、无名肿痛、蛇虫咬伤、蝎螫伤。

十三、鸡脚七（金鸡脚假瘤蕨）

【别　　名】鸭脚草、鸭脚掌、三角风、三叉剑、鸡脚还阳、五指蕨、公鸡脚。

【来　　源】为水龙骨科假瘤蕨属植物金鸡脚假瘤蕨 *Selliguea hastata* (Thumb.) Fraser‑Jenk. 的全草。

【采收加工】夏秋季采收，晒干。

【植物形态】多年生附生草本，高 8～35 cm。根状茎细长而横走，密被鳞片，线状披针形，基部盾形，浅棕色，膜质；根群发达，须根短而密生。叶疏生；叶柄长 4～20 cm，禾秆色，无毛；叶片长 6～10 cm，通常为 3 裂，少 1 裂或 5 裂，基部圆形或稍下延；裂片或叶片线状披针形，长 5～12 cm，宽 1～2 cm，先端渐尖，边缘软骨质，上面绿色，下面灰绿色，每裂片有主脉 1 条，侧脉近对生或1～3对对生，20～30对，直达叶缘，形成菱形网眼，革质，两面无毛。孢子囊群圆形，单生于网眼中，在稍靠近主脉两侧各排成1行，无盖。

【药材性状】根茎呈圆柱形，细长，多折断，长短不一，直径2～3 mm，密生鳞片，棕红色或棕褐色。叶片多皱缩，润湿展平后，多呈掌状3裂，也有1～5裂的，裂片或叶片披针形，长5～10 cm；上表面棕绿色，下表面灰绿色，叶缘内卷，叶片厚纸质，易破碎；叶柄长2～18 cm。孢子囊群圆形，红棕色，稍近主脉，或有的已脱落。气微，味淡。

【鉴别要点】叶的横切面可见上表皮细胞1列呈长方形，具有气孔；栅栏组织1列，细胞矩圆形；海绵组织细胞类圆形或卵圆形，和栅栏细胞区分不很明显，但排列疏松；下表皮细胞较小，气孔较多；主脉处表皮细胞内方均有厚角组织，维管束1个，周韧型，木质部呈T形，由管胞和纤维组成，内皮层明显，其外方有一棕色环。粉末为棕褐色，显微镜下可见气孔为不定式，副卫细胞2～4个；孢子囊呈椭圆形，孢子囊细胞作环状排列，外壁及侧壁呈马蹄形增厚，棕黄色或红棕色，孢子囊柄由1～2列长方形薄壁细胞组成；孢子类圆形；分泌块大小不等，红棕色或褐色，有不明显的纹孔。

【生境分布】生于山沟阴湿处、河谷、岩石上或树干上。分布于恩施州巴东、建始、鹤峰、来凤等县。

【化学成分】含山奈酚、山奈酚-7-O-α-L-吡喃鼠李糖苷、山奈酚-3，7-二-O-α-L-吡喃鼠李糖苷、山奈酚-3-O-α-L-呋喃阿拉伯糖-7-O-α-L-吡喃鼠李糖苷、槲皮素、咖啡酸-4-O-β-D-吡喃葡萄糖苷、东北贯众醇、22-羟基何帕烷、何帕-22（29）-烯、29-何帕烷醇乙酸酯、富马酸、β-谷甾醇、β-胡萝卜苷等。

【作　　用】有祛风除湿、解毒通淋的作用；常用于治疗小儿惊风、咳嗽、吐乳、痢疾、热淋、便血、白带、痈疽疔疮、蛇虫咬伤。

【性　　味】性凉，味甘、微苦辛。

十四、鸡心七（金线草）

【别　　名】毛蓼、山蓼、一串红、蓼子七。

【来　　源】为蓼科植物金线草 *Antenoron filiforme* (Thunb.) Roberty et Vautier 的全草。

【采收加工】夏秋季采收，鲜用或晒干。

【植物形态】多年生直立草本，高50～100 cm。根茎横走，粗壮，扭曲。茎节膨大。叶互生；有短柄；托叶鞘筒状，抱茎，膜质；叶片椭圆形或长圆形，长 6~15 cm，宽 3~6 cm，先端短渐尖或急尖，基部楔形，全缘，两面有长糙伏毛，散布棕色斑点。穗状花序顶生或腋生；花小，红色；苞片有睫毛；花被 4 裂；雄蕊 5；柱头二歧，先端钩状。瘦果卵圆形，棕色，表面光滑。花期秋季，果期冬季。

【药材性状】根茎呈不规则结节状条块，长 2~15 cm，节部略膨大，表面红褐色，有细纵皱纹，并具众多根痕及须根，顶端有茎痕或茎残基。质坚硬，不易折断，断面不平坦，粉红色，髓部色稍深。茎圆柱形，不分枝或上部分枝，有长糙伏毛。叶多卷曲，具柄；叶片展开后呈宽卵形或椭圆形，先端短渐尖或急尖，基部楔形或近圆形；托叶鞘膜质，筒状，先端截形，有条纹，叶的两面及托叶鞘均被长糙伏毛。气微，味涩、微苦。

【鉴别要点】茎横切面可见韧皮纤维束散在，形成层成环，木质部导管稀少，散见于木纤维中；薄壁细胞含淀粉粒及草酸钙簇晶，淀粉粒多单粒，圆形、长椭圆形、三角形，脐点多在中心。

【生境分布】生于山地林缘、路旁阴湿地。在恩施州各县（市）均有分布，其中建始县、恩施市的高山及二高山地区分布较广泛。

【作　　用】具收涩、止泻、抗微生物作用，以及赶风除湿、赶气止痛、止血散瘀作用；常用于治疗风湿骨痛、胃痛、咳血、吐血、便血、血崩、经期腹痛、产后血瘀腹痛、跌打损伤等。

【性　　味】性凉，味辛、苦；有小毒。

【备　　注】同属植物短毛金线草 *Autenoron filiforme* var. *neofiliforme* (Nakai) A. J. Li 在恩施部分地区也作为鸡心七使用。其药材与本品的区别在于茎枝无毛或疏生短伏毛，叶片先端长渐尖，略弯曲，有短糙伏毛，托叶鞘疏生短糙伏毛或近于无毛。

十五、假竹根七（三白草）

【别　　名】三白根、塘边藕、地藕。

【来　　源】为三白草科植物三白草 *Saururus chinensis* （Lour.） Baill. 的全草或根茎。

【采收加工】全年均可采收，除去须根，洗净，晒干。

【植物形态】多年生湿生草本，高可达 1 m。地下茎有须状小根。茎直立，粗状，无毛。单叶互生，纸质，密生腺点；叶柄长 1~3 cm，基部与托叶合生成鞘状，略抱茎；叶片阔卵状披针形，长 5~14 cm，宽 3~7 cm，先端尖或渐尖，基部心形，略成耳状或稍偏斜，全缘，两面无毛；花序下的 2~3 片叶常于夏初变为白色，呈花瓣状。总状花序生于茎上端与叶对生，长 10~20 cm，白色；总状花梗及花柄被毛；苞片近匙形或倒披针形，长约 2 mm；花两性，无共被；雄蕊 6，花药长圆形，略短于花丝；雌蕊 1，由 4 心皮组成，子房圆形，柱头 4，向外反曲。蒴果近球形，直径约 3 mm，表面多疣状凹起，熟后顶端开裂。种子多数，圆形。花期 4—6 月，果期 6—9 月。

【药材性状】根茎呈圆柱形，稍弯曲，有分枝，长短不等；表面灰褐色，粗糙，有节及纵皱纹，节上有须根，呈环节状，节间长约 2 cm；质硬而脆，易折断，断面类白色，粉性。茎呈圆柱形，有纵沟 4 条，一条较宽广；断面黄色，纤维性，中空。单叶互生，叶片卵形或卵状披针形，长 4～15 cm，宽 2～10 cm；先端渐尖，基部心形，全缘，基出脉 5 条；叶柄较长，有纵皱纹。总状花序于枝顶与叶对生，花小，棕褐色。蒴果近球形。气微，味淡。

【鉴别要点】根茎横切面可见表皮细胞类方形，有的含黄色物。皮层约占半径 1/3，薄壁细胞类圆形，作圈链状排列；有油细胞和分泌管散在；内皮层明显；外韧维管束 20～30 个，排列成环。髓部薄壁细胞亦成圈链状排列，胞间隙大；有油细胞和分泌管分布。叶表面可见条状角质层纹，有油细胞散在，可见腺毛，横切面表皮细胞 2 列，第 2 列薄壁细胞类方形，栅状细胞 2 列。茎横切面可见 7 个脊状突起，表皮下有 1～2 列厚角细胞，2 轮维管束成环状排列，薄壁细胞中草酸钙簇晶散在；有油细胞和分泌管。

【生境分布】生长于山坡阴湿林下、溪沟边草丛中。恩施州各县（市）均有野生分布和大面积栽培。

【化学成分】全草含挥发油，主要为甲基正壬酮；茎含可水解鞣质；叶含槲皮素、槲皮苷、异槲皮苷、蓇蓄苷、芦丁等；根含氨基酸、有机酸、糖类。

【性　　味】性寒，味甘、微麻辣。

【作　　用】有赶水除湿、赶火败毒的作用；常用于治疗脚气、水肿、淋浊、带下、痈肿疮疡、风湿热痹。

【备　　注】恩施部分地区将同科植物蕺菜 *Houttuynia cordata* Thunb. 的根茎也作为假竹根七使用。其茎呈扁圆柱形，扭曲；表面棕黄色，具纵棱数条，节明显，下部节上有残存须根；质脆，易折断。叶互生，叶片卷折皱缩，展平后呈心形；先端渐尖，全缘；上表面暗黄绿色至暗棕色，下表面灰绿色或灰棕色；叶柄细长，基部与托叶合生成鞘状。穗状花序顶生，黄棕色。搓碎有鱼腥气，味微涩。其同样具有赶水除湿、赶火败毒的作用，还有清痈排脓的作用。

十六、金钱七（鸡肫梅花草）

【别　　名】白侧耳根、水侧耳根、鸡肫草、铜钱草、黄梅花草。

【来　　源】为虎耳草科梅花草属植物鸡肫梅花草 *Parnassia wightiana* Wall. ex Wight et Arn. 的全草。

【采收加工】8—9 月采收，洗净，晒干。

【植物形态】多年生草本，高 20~50 cm。根茎短粗，须根众多。茎具棱脊，无毛。基生叶丛生；叶柄长 3~15 cm；叶片肾形或圆卵形，肥厚，长 3~5 cm，宽 4~7 cm，先端圆形或稍凸尖，基部心形，全缘。花茎中部以上具一无柄叶片，抱茎，与基生叶同形。单花顶生，直径约 1 cm；萼片 5，基部多少连合，倒卵形，长 1 cm 左右，宿存；花瓣 5，白色或淡黄色，脉纹明显，呈倒卵状匙形至葫芦形，长约 8 mm，边缘中部以下具流苏状细裂；雄蕊 5，与退化雄蕊间生，退化雄蕊 5，具 3~5 裂；先端头状；子房近上位，卵状椭圆形，三心皮合生，1 室，花柱短，先端钝圆形。蒴果扁圆形。种子多数，椭圆形。花期 7—8 月，果期 8—9 月。

【药材性状】根茎圆柱形，粗短，直径约 6 mm，表面灰褐色或棕褐色，有多数须根。茎长 20~45 cm，直径 2~3 mm，表面棕黄色，有纵棱，质脆，易折断。基生叶丛生，具长柄，叶片皱缩卷曲，完整者展平后呈肾形，长 3~5 cm，宽 4~7 cm，上面棕褐色或绿褐色，下面灰白色。茎生叶 1 枚，形同基生叶，较小，无柄。花灰白色，生于茎端，有时可见扁卵形。气微，味淡。

【生境分布】生长于海拔 1 500 m 以上的高山及二高山地区的坎沟边、瀑布下及溪谷边。恩施州各市（县）均有分布，其中恩施市红土乡石灰窑村分布较多。

【性　　味】性凉，味淡。

【作　　用】有清热利湿、润肺止咳、止血的作用；常用于治疗肺热咳嗽、咯血、吐血、肾结石、胆结石、白带、湿热疮毒。

【备　　注】同属植物突隔梅花草 *Parnassia delavayi* Franch. 在恩施部分地区也作为金钱七使用。其与本品的区别在于基生叶厚纸质，肾形或心形；雄蕊与花瓣互生，药隔褐色，呈钻状常突出于花药之上，蕊间退化，雄蕊中部以上 3 深裂。作用上偏于清热润肺、消肿止痛，常用于治疗肺结核、腮腺炎、淋巴腺炎、喉炎、白带、热毒疮肿、跌打损伤等。

十七、捆仙七（顶花板凳果）

【别　　名】顶花三角咪、顶蕊三角咪、富贵草、木黄连、粉蕊黄杨。

【来　　源】为黄杨科植物顶花板凳果 *Pachysandra terminalis* Sieb. et Zucc. 的全株。

【采收加工】全年可采，洗净切段，晒干。

【植物形态】常绿亚灌木。茎肉质，稍粗壮，被极细毛；下部根茎状，长约 30 cm，横卧，屈曲或斜上，布满长须状不定根；上部直立，高约 30 cm，生叶。叶薄革质，在茎上每间隔 2～4 cm 有 4～6 叶接近着生，似簇生状；叶片菱状倒卵形，长 2.5～5（～9）cm，宽 1.5～3（～6）cm，上部边缘有齿牙，基部楔形，渐狭成长 1～3 cm 的叶柄，叶面脉上有微毛。花序顶生，长 2～4 cm，直立，花序轴及苞片均无毛，花白色，雄花数超过 15，几占花序轴的全部，无花梗，雌花 1～2，生花序轴基部，有时最上 1～2 叶的叶腋又各生 1 雌花；雄花苞片及萼片均阔卵形，苞片较小，萼片长 2.5～3.5 mm，花丝长约 7 mm，不育雌蕊高约 0.6 mm；雌花连柄长 4 mm，苞片及萼片均卵形，覆瓦状排列，花柱授粉后伸出花外甚长，上端旋曲。果卵形，长 5～6 mm，花柱宿存，粗而反曲，长 5～10 mm。花期 4～5 月。

【药材性状】茎多纵皱，表面被极细毛，下部根茎状，长约 30 cm，布满长须状不定根。叶薄革质，在茎上每间隔 2～4 cm 有 4～6 叶接近着生，似簇生状；叶片菱状倒卵形，上部边缘有齿牙，基部楔形，叶脉上有微毛；叶柄长 1～3 cm。气微，味苦、微辛。

【生境分布】生长于腐殖质丰富、潮湿的高山林下或草丛中。在恩施州各县（市）均广泛分布，其中以恩施市新塘乡一带野生资源极其丰富，也作为园林绿化植物广泛栽培。

【化学成分】主要含粉蕊黄杨碱 A、粉蕊黄杨碱 B、粉蕊黄杨碱 C、粉蕊黄杨碱 D、粉蕊黄杨胺碱 A、粉蕊黄杨胺碱 B、粉蕊黄杨胺碱 C、粉蕊黄杨胺碱 D、粉蕊黄杨胺碱 E、粉蕊黄杨胺碱 F、O-去乙酰粉蕊黄杨碱 B、N-甲基粉蕊黄杨胺碱 A、O,N 二去酰-N-甲基粉蕊黄杨碱 A、粉蕊黄杨环氮碱 A、粉蕊黄杨环氮碱 B、粉蕊黄杨内酯碱 A、表粉蕊黄杨碱 A、粉蕊黄杨醇碱、粉蕊黄杨二醇 A、三萜烯三醇、蒲公英赛醇、粉蕊黄杨二醇 B、粉蕊黄杨酮醇和螺粉蕊黄杨碱等。

【性　　味】性凉，味苦、微麻辣。

【作　　用】有祛风除湿、舒筋活血、调经止带的作用；常用于治疗风湿热痹、小腿转筋、跌打损伤、月经不调、白带异常等。

十八、蓼花七（头花蓼）

【别　　名】青影子、岩乔连、红酸杆、太阳草、石辣蓼、水绣球、石头花、石头菜、石莽草。

【来　　源】为蓼科植物头花蓼 *Polygonum capitatum* Buch. - Ham. ex D. Don Prodr 的全草。

【采收加工】全年可采，洗净，鲜用或晒干。

【植物形态】多年生草本。根状茎粗壮，表面红褐色。茎蔓生，匍匐状，多分枝，略呈紫色，有纵条纹，无毛或稍有柔毛。叶卵形，长 2～3 cm，宽 1～2.5 cm，先端短尖，基部楔形，全缘，具缘毛，中脉在下面凸起，叶脉上疏生有黄褐色长柔毛；叶柄短，基部具耳，包茎；托叶鞘状，长 5～10 mm，外面被柔毛。总状花序近球形，花序梗有腺毛；苞片卵圆形，无毛，也无缘毛；小花粉红色或白色；萼片 5，卵形，长约 2 mm；雄蕊 8；花柱 3。瘦果三棱形，长约 2 mm，或更小，黑色，光滑无毛，包在宿存的萼片内。花期 6～9 月，果期 9—11 月。

【药材性状】茎圆柱形，红褐色，节处略膨大并有柔毛，断面中空。叶互生，多皱缩，展平后呈椭圆形，长 1.5～3 cm，宽 1～2 cm，顶端钝尖，基部楔形，全缘，具红色缘毛，上面绿色，常有"人"字形红晕，下面绿色带紫红色，两面均被褐色疏柔毛；叶柄短或近无柄；托叶鞘筒状，膜质，基都有革质耳状片。花序头状，顶生或腋生；花被 5 裂；雄蕊 8。瘦果卵形，具 3 棱，黑色。气微，味微苦、涩。

【鉴别要点】叶的表面制片可见上表皮细胞垂周壁近平直，下表皮细胞垂周壁略呈波状弯曲；气孔不定式，副卫细胞 3～4 个，上下表皮均有分布，下表皮较多；腺毛可见，常含有红棕色物质，腺柄由 1～3 列细胞组成，细胞壁明显增厚，并具疣状突起。粉末为棕褐色，显微镜下观察可见草酸钙簇晶多，大小悬殊；纤维多成束或散在，易断裂，多壁厚，具明显孔沟；可见螺纹及环纹导管；淀粉粒众多，常见单粒，类圆形、卵圆形等。

【生境分布】生于山坡、山谷湿地，常成片生长，海拔 600～3 500 m。主要分布于恩施州来凤、巴东、鹤峰等县。

【化学成分】主要含黄酮类化合物如槲皮素、芦丁、陆地棉苷等；此外，还含有大量微量元素和挥发性成分。

【作　　用】有清热利湿、活血止痛的作用；常用于治疗痢疾、肾盂肾炎、膀胱炎、尿路结石、风湿跌打损伤、疮疡湿疹等。

【性　　味】性温，味苦、辛。

十九、麻根七（苎麻）

【别　　名】野麻、园麻、青麻。

【来　　源】为荨麻科植物苎麻 *Boehmeria nivea* （L.）Gaud. 的根及根茎。

【采收加工】冬春季采挖，洗净，晒干。

【植物形态】多年生草本，高可达 2 m。茎直立，分枝，有柔毛。单叶互生，阔卵形或卵圆形，长 7～15 cm，宽 6～14 cm，先端渐尖，边缘有粗锯齿，基部浑圆形或阔楔形，上面绿色、粗糙，下面除叶脉外全部密被白色绵毛；托叶锥尖形，脱落；叶柄有柔毛。花单性，雌雄同株，花小成束，为腋生的圆锥花序；雄花黄白色，花被 4 枚，雄蕊 4；雌花淡绿色，花被 4 枚，紧抱子房，花柱 1。瘦果细小，椭圆形，集合成小球状，上有毛，花柱突出。花期 8—10月，果熟期 9—10 月。

【药材性状】呈不规则圆柱形或稍带扁圆形，略弯曲，长 6～10 cm，直径1～2 cm。外皮灰棕色，极粗糙。有突起的根痕和许多疣状凸起，皮部有时脱落而呈现棕褐色或棕黄色的纤维状。质硬体轻，断面纤维性，略有粉质，嫩者实心，有时可见中间有数个同心环纹，老者空心。气微，味淡，嚼之略有黏性。以灰棕色、条匀、坚实者为佳。

【鉴别要点】根茎横切面可见木栓层为数列木栓细胞，外侧破碎；皮层 10余列细胞，近中柱鞘纤维处为厚角细胞；中柱鞘纤维壁极厚，胞腔小；韧皮射线明显；韧皮纤维单个或数个成束，壁厚，非木化；形成层成环，木质部射线宽 2～10 列细胞；导管单个散在或数个径向排列，少数切向排列；髓部薄壁细胞较大，薄壁细胞含淀粉粒，并含草酸钙簇晶，木射线细胞尚含方晶；分泌道细胞内含红棕色分泌物。纤维多成束，壁厚。

【生境分布】以栽培为主。在恩施州来凤县、咸丰县和巴东县栽培较多。

【化学成分】主要含三萜类、黄酮类、生物碱类、甾体类、酚酸类化合物，如 β-谷甾醇、胡萝卜苷、委陵菜酸、常春藤皂苷元、马斯里酸、2α-羟基乌苏酸、反式对羟基肉桂酸、绿原酸、咖啡酸、奎宁酸等；此外，含有少量蒽醌类、木脂素类化合物，如大黄素甲醚、白藜芦醇苷、儿茶素、表儿茶素等。

【作　　用】有赶火败毒、安胎止血、利尿的作用；常用于治疗感冒发热、麻疹高烧、尿路感染、肾炎水肿、孕妇腹痛、胎动不安、先兆流产、跌打损伤、骨折、疮疡肿痛、出血性疾病。

【性　　味】性凉，味甘。

二十、脉根七（百脉根）

【别　　名】五叶草、牛角花。

【来　　源】为豆科植物百脉根 *Lotus corniculatus* Linn. 的根。

【采收加工】春夏季采收，切碎晒干。

【植物形态】多年生草本，高 10～60 cm。茎丛生，有疏长柔毛或后来无毛。小叶 5 枚，3 小叶生于叶柄的顶端，2 小叶生于叶柄的基部；小叶柄极短，长约 1 mm；叶纸质，叶片卵形，长 5～20 mm，宽 3～12 mm，先端尖，基部圆楔形，全缘，无毛或于两面主脉上有疏长毛。花 3～4 朵排成伞形花序，具叶状总苞；花长 1～1.4 cm；花萼黄绿色，宽钟形，近于膜质，内外均具长硬毛，萼齿 5，三角形；蝶形花冠，黄色，旗瓣宽倒卵形，长 9～13 mm，宽 4～6 mm，具较长的爪，翼瓣较龙骨瓣稍长，龙骨瓣弯曲；雄蕊 10，二体；子房无柄，花柱长而变曲，柱头小。荚果长圆筒形，褐色，长 2～2.7 cm，宽 3～4 mm，内含多粒种子。花期 5—7 月，果期 8—9 月。

【鉴别要点】根横切面类圆形，有木栓层细胞数列，韧皮部散有纤维束，形成层不明显，木质部导管单个或 2～3 个成群，初生射线长而稍宽，次生射线较短，薄壁细胞中含有众多棕色块状物和淀粉粒。

【生境分布】生于海拔 2 300～3 400 m 的山坡草地、田间湿润处。恩施州各县（市）均有分布。

【化学成分】含有大量化合物，主要包括黄酮类、酚苷类、芳香族化合物和三萜皂苷等。

【作　　用】有清热解毒、止咳平喘、赶火赶风的作用；常用于治疗脘腹痞满、妇女不孕、风热咳嗽、咽炎、扁桃体炎等。

【性　　味】性平，味辛。

二十一、南瓜三七（蜂斗菜）

【别　　名】蛇头草、烂泥巴叶、野饭瓜、野南瓜、掌叶菜。

【来　　源】为菊科植物蜂斗菜 *Petasites japonicus*（Sieb. et Zucc.）Maxim. 的根茎。

【采收加工】夏秋季采挖，洗净，鲜用或晒干。

【植物形态】多年生草本。根状茎粗壮。茎生叶片苞叶状，披针形，先端钝尖，基部抱茎；基生叶后出，叶片圆肾形，直径 8～15 cm，先端圆形，基部耳状深心形，边缘具不整齐齿，两面通常被白色蛛丝状绵毛，叶脉掌状；叶柄长 10～30 cm。花茎高 10～20 cm，中空；雌株花茎果期高达 60 cm，全株被白色茸毛或蛛丝状绵毛；总苞片 2 层，近等长，狭椭圆形或狭长圆形，先端钝；雌花细管状，白色，顶端通常具不规则的 2～3 裂齿；雄花或两性花管状，黄白色，顶端 5 裂。瘦果无毛；冠毛白色，毛状。花果期 4—5 月。

【鉴别要点】根茎横切面可见表皮由 1～2 列类方形细胞组成，细胞排列紧密且较小；皮层占横切面 2/5 左右，细胞呈类圆形。分泌道位于韧皮部外侧，由 6～12 个分泌细胞组成，分泌道内具黏液质。维管束为双韧型，排列成近环状，形成层明显，木质部中导管散在排列，具有少量纤维；髓部发达，由大型薄壁细胞构成，占横切面 1/2。粉末棕褐色，显微观察可见非腺毛 1～9 个细胞；气孔多为不定式，副卫细胞 4～6 个；纤维单个或成束，壁厚，纹孔及孔沟不明显；导管主要为网纹导管和螺纹导管。

【生境分布】生于向阳山坡林下、溪谷旁潮湿草丛中。恩施州各县（市）均广泛分布。

【化学成分】主要含蜂斗菜素 50％～55％，还含 3-蒈烯、雅槛兰树油烯、α-檀香萜烯、百里香酚甲醚、呋喃雅槛兰树油烷、橐吾烯酮、白蜂斗菜素、白蜂斗菜素当归酸酯、6-羟基雅槛兰烯内酯、白蜂斗菜素甲醚、呋喃蜂斗菜醇、6-乙酰基呋喃蜂斗菜醇、6-当归酰基呋喃蜂斗菜醇、S-呋喃蜂斗菜二酯、呋喃蜂斗菜单酯，以及胆碱、原儿茶素、当归酸、己酸、辛酸、β-谷甾醇及黄酮类化合物等。

【性　　味】性凉，味苦、麻辣。

【作　　用】有赶火败毒、消肿止痛、活血化瘀的作用；常用于治疗跌打损伤、蛇虫咬伤、痈肿疔毒等。

【备　　注】同属植物毛裂蜂斗菜 *Petasites tricholobus* Franch. 在恩施部分地区也作为南瓜三七使用。与本品的作用基本相似，区别在于：毛裂蜂斗菜全身被白色茸毛，根状茎；早春从根状茎生出花茎，高 7～25 cm；苞叶披针形，长 3～8 cm。

二十二、南田七（峨参）

【别　　名】土田七、金山田七、山胡萝卜。

【来　　源】为伞形科峨参属植物峨参 *Anthriscus sylvestris*（L.）Hoffm. Gen. 的根。

【采收加工】春末、秋季采集，除去茎叶、洗净，刮去粗皮，沸水略烫后，晒干或微火烘干。

【植物形态】多年生草本。茎较粗壮，高 0.6～1.5 m，多分枝，近无毛或下部有细柔毛。基生叶有长柄，柄长 5～20 cm，基部有长约 4 cm，宽约 1 cm 的鞘；叶片轮廓呈卵形，二回羽状分裂，长 10～30 cm；一回羽片有长柄，卵形至宽卵形，长 4～12 cm，宽 2～8 cm；有二回羽片 3～4 对，二回羽片有短柄，轮廓卵状披针形，长 2～6 cm，宽 1.5～4 cm，羽状全裂或深裂，末回裂片卵形或椭圆状卵形，有粗锯齿，长 1～3 cm，宽 0.5～1.5 cm。背面疏生柔毛；茎上部叶有短柄或无柄，基部呈鞘状，有时边缘有毛。复伞形花序直径 2.5～8 cm，伞辐 4～15，不等长；小总苞片 5～8，卵形至披针形，顶端尖锐，反折，边缘有睫毛或近无毛；花白色，通常带绿或黄色；花柱较花柱基长约 2

倍。果实长卵形至线状长圆形，长 5～10 mm，宽 1～1.5 mm，光滑或疏生小瘤点，顶端渐狭成喙状，合生面明显收缩，果柄顶端常有一环白色小刚毛，分生果横剖面近圆形，油管不明显，胚乳有深槽。花果期 4～5 月。

【药材性状】根呈条形或圆锥形，长 3～7 cm，中部直径 1～2 cm。顶端有茎痕，侧面偶有锥形小突起，尾端渐细小。表面黄棕色或灰棕色，有明显的粗环纹，质坚实沉重，断面黄色或黄棕色，肉质细致。气微，味微辛辣带甘。以质坚实、色白黄、根条粗及环纹细致者为佳。

【鉴别要点】根横切面可见残留木栓层由数列木栓细胞组成，皮层宽，有多数油管分布；薄壁细胞里有方晶；形成层环明显；木质部导管多单列，呈放射状排列；射线宽广；部分根中心有裂隙。粉末为淡灰棕色，显微观察可见导管为螺纹、网纹、梯纹及环纹，壁木化；油管多已破碎，可见油管碎块，围绕油管的上皮细胞呈扁长形，壁薄，在其附近可见油滴；木栓组织碎片细胞多角形，壁淡棕色；皮层纤维少数，多单个散在，或成断节，壁不甚厚，木化，有少数方晶。

【生境分布】生于高山及二高山的阴处或半阴处的山坡林下、路旁、山谷溪边石缝中。在恩施州建始、恩施、宣恩、来凤等县（市）有分布。

【化学成分】主要含 β-谷甾醇、豆甾醇、β-香芹醇、十七酸甘油三酯、峨参内酯、异峨参内酯、鬼臼毒素、峨参醇甲醚、斥黄素、深黄水酮、峨参新素、峨参树脂醇、咖啡酸、2-当归酰氧甲基-2-丁烯酸、木犀草苷、木犀草素、绿原酸、亚油酸苯酚、丁香油酚、β-水芹烯、异松油烯、β-月桂烯、棕榈酸、硬脂酸、邻苯二甲酸二（2-乙基己基）酯、维生素 C 等。

【性　　味】性微温，味甘、微麻辣。

【作　　用】有补脾益肺、活血祛瘀的作用；常用于治疗脾虚腹胀、倦怠无力、水肿、肺虚喘咳、咳嗽咯血、老人夜尿频数、跌打损伤、腰肌劳伤等。

【备　　注】在恩施部分地区也将峨参的叶入药使用，习称"山胡萝卜叶"，多鲜用，捣烂或研末敷于患处以止血消肿。

二十三、盘三七（羊乳）

【别　　名】土党参、牛奶参、奶头参。

【来　　源】为桔梗科党参属植物羊乳 *Codonopsis lanceolata* （Sieb. et Zucc.） Trautv. 的根。

【采收加工】7—8 月采挖，除去杂质及芦头，洗净，鲜用或切片晒干。

【植物形态】多年生缠绕草本，长可达 2 m 以上。全株无毛，富含白色乳汁，具特殊腥臭气味；有多数短分枝。根粗壮肥大，纺锤形或近圆锥形，外皮粗糙，灰棕色至土黄色，近上部有稀疏环纹。主茎上叶互生，披针形或菱状狭卵形，细小；在小枝顶端的叶通常 2～4 枚簇生，而近于对生或轮生状，叶柄短小；叶片菱状卵形、狭卵形或椭圆形，长 3～10 cm，宽 1.3～4.5 cm，通常全缘或有疏波状齿。花单生于或对生于小枝顶端，具短梗；萼 5 裂，裂片卵状披针形，长 1.5～2 cm，宽 5～8 mm，绿色；花冠宽钟形，直径约 2 cm，5 裂，裂片先端反卷，黄绿色，内有紫褐色斑点；雄蕊 5，花丝短粗；子房半下位，柱头 3 裂。蒴果扁圆锥形，有宿萼。种子有膜质翅。花果期 7—8 月。

【药材性状】药材呈圆锥形或纺锤形，长 15～30 cm，顶端有细而长的芦头，具较密的环纹；主根较长，扭曲不直，表面土黄色，上部有环纹，下部有纵纹；质硬而脆，断面略平坦，形成层环明显，木质部黄色；气特异，味苦微辣。饮片为不规则的类圆形厚片，大小不一；周边黄白色或黄褐色，粗糙不平，有的呈瘤状突起，具环状横纹；切面类白色或浅黄色，多裂隙；质轻泡，气微，味微苦回甘、微辣。

【鉴别要点】根横切面可见木栓层为 10 余列木栓细胞，其外有落皮层残存，2～3 层细胞，略切向延长，木化。韧皮部宽阔，薄壁细胞类圆形或不规则形，有乳管群与筛管群伴生，散在成行，近木栓层的筛管群多成颓废组织，韧皮射线处常有裂隙。木质部导管 3～5 个成群，略呈放射状排列，木质部薄壁组织中有裂隙。

【生境分布】生于山野沟洼潮湿处及灌木丛中。在恩施州各县（市）均广泛分布。

【化学成分】主要含三萜皂苷类成分如羊乳皂苷 A、羊乳皂苷 B、羊乳皂苷 C，生物碱类成分如 N-9-甲酰基哈尔满、1-甲酯基咔啉、黑麦草碱和去甲基哈尔满；此外，还含有少量挥发油。

【作　　用】具有明显的镇痛、抗疲劳、抗氧化作用，以及益气养阴、解毒消肿、排脓、通乳作用；常用于治疗神疲乏力、头晕头痛、肺痈、乳痈、肠痈、疮疖肿毒、喉蛾、瘰疬、产后乳少、白带、毒蛇咬伤。

【性　　味】性平，味微苦回甘、微麻辣。

【备　　注】在恩施部分地区将同科金钱豹属植物金钱豹 *Campanumoea javanica* Bl. 作为本品使用。金钱豹干燥根呈长圆柱状或圆锥形，稍弯曲，往往分枝，表面淡黄色至土黄色，有明显纵皱，下部常扭曲。质柔韧，干燥时易折断，断面粗糙，皮部黄色，中柱类白色。其作用偏于健脾胃、补肺气、祛痰止咳，无解毒消肿和排脓的作用，应系误用，临床用药应注意区分。

二十四、人头七（角盘兰）

【别　　名】牛党参、绞盘兰、人参果。

【来　　源】为兰科植物角盘兰 *Herminium monorchis*（L.）R. Br. 的带根茎全草。

【采收加工】初秋采收，洗净，晒干。

【植物形态】多年生草本，高 5.5～35 cm。块茎球形，直径约 8 mm。茎直立，无毛，下部生 2～3 枚叶。叶片狭椭圆状披针形或狭椭圆形，长 4～10 cm，宽 1～2.5 cm，先端近急尖，基部渐狭略抱茎。总状花序圆柱状，长达 15 cm，具多数花；花苞片条状披针形，先端钝，长约 2.5 mm，宽约1 mm；花瓣近于菱形，向先端渐狭，或在中部稍狭，3 裂，中裂片条形，先端钝，上部稍肉质增厚，较萼稍长；唇瓣肉质增厚，与花瓣等长，基部凹陷，近中部 3 裂，中裂片条形，长约 1.5 mm，侧裂片三角形，较中裂片短得多；退化雄蕊 2，显著；柱头 2 裂，叉开，2 枚；子房无毛。蒴果长圆形，长约 5 mm。

【药材性状】块茎呈扁卵圆形或近圆球形，直径5～8 mm，顶端疏生须根，被灰棕色毛茸。茎纤细，长 10～30 cm，淡棕色或棕绿色，有细纵纹，基部具膜质叶鞘，基生叶 2 枚；叶片浅棕褐色，多皱缩卷曲，展平后呈狭椭圆状披针形，先端急尖，基部渐狭成鞘状抱茎。穗状花序顶生；花小，棕绿色至棕色。蒴果细小，长圆形。气微，味淡。以块茎个大、茎叶棕绿者为佳。

【鉴别要点】粉末土黄色，显微可见直轴式气孔和类长方形保卫细胞，表皮细胞长圆形，外侧增厚，有腺毛；花粉粒近圆形，外壁有细点状雕纹，萌发孔多个；草酸钙针晶散在，具螺纹导管，单粒淀粉粒类圆形，脐点短缝状或点状。

【生境分布】生于海拔 800 m 以上的山坡草地、林下、溪边。在恩施州利川市佛宝山开发区、巴东县绿葱坡镇有野生分布，其他地方少见。

【性　　味】性温，味甘。

【作　　用】有败毒散肿、补肾健脾、活血调经的作用；常用于治疗蛇虫咬伤、失眠多梦、月经不调、食少纳呆、烦躁喜饮。

二十五、石边七（大伞楼梯草）

【别　　名】细水麻叶、石边采、半边山、龙含珠、拐枣七、冷草、大楼梯草。

【来　　源】为荨麻科植物大伞楼梯草 *Elatostema umbellatum* Blume var. *majus* Maxim. 的全草。

【采收加工】夏秋季采收，洗净，切碎，鲜用或晒干。

【植物形态】多年生草本。茎高 25～60 cm，无毛，上部稀有疏柔毛。叶无柄或近无柄；托叶狭三角形，长 3～5 mm，无毛；叶片草质，斜倒披针状长圆形或斜长圆形，长 4.5～16 cm，宽 2～4.5 cm，先端骤尖，基部狭侧楔形、宽侧圆形或浅心形，边缘在基部之上有牙齿，上面有少数短糙伏毛，下面无毛或沿脉有短毛，钟乳体明显；叶脉羽状，侧脉在每侧 5～8 条。雌雄同株或异株；雄花序有梗；雌花序有极短梗。瘦果卵球形，有少数不明显纵肋。花期 4—5 月，果期 9—11 月。

【药材性状】 茎长约 40 cm。叶皱缩，展平后斜长椭圆形，先端尖锐，带尾状，基部斜，半圆形，边缘中部以上有粗锯齿。聚伞花序常集成头状；雄花 1～10 朵簇生，花序有柄；雌花 8～12 朵簇生，无柄。瘦果卵形，细小。气微，味微苦。

【生境分布】 生于海拔 200～2 000 m 的山谷沟边石上、林中或灌丛中。恩施州各县（市）均有分布。

【性　　味】 性凉，味苦。

【作　　用】 有清热解毒、祛风除湿、利水消肿、活血止痛的作用；常用于治疗赤白痢疾、细菌性痢疾、高热惊风、黄疸、风湿痹痛、水肿、淋证、经闭、疮肿、痄腮、带状疱疹、毒蛇咬伤、跌打损伤等。

【备　　注】 孕妇慎用。

二十六、藤三七（落葵薯）

【别　　名】 洋落葵、川七、疑落葵、金钱珠、中枝莲。

【来　　源】 为落葵科落葵薯属植物落葵薯 *Anredera cordifolia*（Tenore）Steenis 的干燥块茎。

【采收加工】 在珠芽形成后采摘，除去杂质，鲜用或晒干。

【植物形态】 多年生宿根稍带木质的缠绕藤本，光滑无毛。一年的新梢可长达 4～5 m，植株基部簇生肉质根茎，常隆起裸露地面，根茎及其分枝具顶芽和螺旋状着生的侧芽，芽具肉质鳞片。老茎灰褐色，皮孔外突，幼茎带红紫色，具纵线棱，腋生大小不等的肉质珠芽，形状不一，单个或成簇；具顶芽和侧芽，芽具肉质鳞片，可长枝着叶，形成花序或单花。叶互生，具柄；叶片肉质，心形、宽卵形至卵圆形，长 2～6 cm，宽 1.5～5.5 cm，先端凸尖，稍圆形或微凹，基部心形、楔形或圆形，全缘，平滑而带紫红；间见叶面扭曲而呈波状，主脉在下面微凹，上面稍凸。总状花序腋生或顶生，单一或疏生 2～4 个分枝，花序轴长 10～30（～50）cm，花 10～200 朵；花梗长 2～4 mm，基部有一披针形、先端锐尖的苞叶；花基合生呈杯状的苞片 2，其上有与其交互对生的宽卵形或椭圆形小苞片 2 枚，较花被片短；花被片卵形或椭圆形，长约 3 mm，宽约 2 mm，白色；雄蕊比花被长，花丝基部宽而略联合，在蕾中时外折；子房近球形，上位，花柱上部 3 裂，柱头乳头状。果实、种子未见。花期 6—10 月。

【药材性状】 干燥块茎呈不规则纺锤形或类圆柱形，长 3.5～8 cm，直径 1～3 cm，表面灰褐色；全体有瘤状突起及须根痕，并且有弯曲的纵皱纹，断面类白色或黄棕色。气微，味微甜，有黏性。

【鉴别要点】 珠芽横切面可见表皮细胞壁微木化，皮层细胞类多角形，散有草酸钙簇晶；内皮层明显，中柱散有多数大型黏液细胞；维管束外韧型，多数，呈数层环状排列；薄壁细胞含草酸钙簇晶及淀粉粒。粉末为棕褐色，显微镜下可见表皮细胞表面观类多角形壁稍厚，微木化；黏液细胞类圆形或类长圆形；螺纹导管；草酸钙簇晶散在；淀粉粒极多，单粒圆形或长圆形，脐点点状、条状，有的层纹隐约可见。

【生境分布】 在恩施州各县（市）均有栽培。

【化学成分】 含藤三七醇 A、乌苏酸、齐墩果酸、4,7-二羟基-5-甲氧基-8-甲基-6-甲酰基黄烷、5,7-二羟基-6,8-二甲基-2-苯基-4H-1-苯并吡喃-4-酮等黄酮类和三萜皂苷元类成分。

【作　　用】 有赶热利湿、散瘀消肿、补肾强腰的作用；常用于治疗腰膝痹痛、病后体弱、跌打损伤、热毒疮疡等。

【性　　味】 性温，味微苦。

二十七、田枯七（赤胫散）

【别　　名】 花脸荞、花扁担、土三七、散血莲。

【来　　源】 为蓼科蓼属植物赤胫散 *Polygonum runcinatum* Buch. - Ham. var. *sinense* Hemsl. 的全草。

【采收加工】 夏秋季采收，洗净，鲜用或晒干。

【植物形态】 一年生或多年生草本，高 30～50 cm。根状茎细弱；茎直立或斜上，有纵沟，稍分枝，无毛或生柔毛。叶有柄；叶片卵形或三角形，长 5～8 cm，宽 3～5 cm，顶端渐尖，基部近截形，且常有 2 个小圆裂片，两面无毛或深柔毛；叶柄通常基部两侧各有 1 个垂片；托叶鞘筒状，膜质，长约 1 cm，生短睫毛或无毛。花序头状，小形，直径 6～7 mm，通常数个生于枝条顶端；总花梗生有腺毛；花白色或淡红色，有短花梗；花被 5 深裂；裂片矩圆形；雄蕊 8，与花被等长。瘦果卵形，有 3 棱，黑色；有小点，无光泽。

【药材性状】 根茎纤细，红褐色，节部肿大，有众多须根。茎圆柱形，细弱，稍扁，上部略有分枝，淡绿色或略带红褐色，有毛或近无毛；断面中空。叶卵形、长卵形或三角状卵形，长 5～8 cm，宽 3～5 cm，先端渐尖，基部近截形或微心形，并下延至叶柄，且于两侧常形成向内凹的1～3对圆形裂片，上面有三角形暗紫色斑纹；托叶鞘筒状，膜质，褐色。花序顶生，由数个头状花序组成；花被白色或粉红色。气微，味微涩。

【生境分布】生于路边、沟渠、草丛等阴湿地。在恩施州各县（市）均广泛分布，偶有作为庭院植物栽培。

【化学成分】主要含黄酮类、鞣质及挥发油类化学成分，其中挥发油含量较高的是酞酸二丁酯、D-α-生育酚、邻苯二甲酸二（2-乙基己基）酯、角鲨烯、菜油甾醇等。

【作　　用】有清热解毒、活血消肿的作用；常用于治疗痢疾、白带、血热头痛、崩漏、经闭、乳痈、疮疖、跌打损伤等。

【性　　味】性平，味苦、微酸、涩。

【备　　注】在恩施部分地区将同属植物头花蓼 *Polygonum capitatum* Buch. - Ham. ex D. Don Prodr 也作为田枯七使用。头花蓼茎圆柱形，红褐色，节处略膨大并有柔毛，断面中空。叶互生，多皱缩，展平后呈椭圆形，顶端钝尖，基部楔形，全缘；具红色缘毛，上面绿色，常有"人"字形红晕，下面绿色带紫红色，两面均被褐色疏柔毛；叶柄短或近无柄；托叶鞘筒状，膜质，基部有草质耳状片。花序头状，顶生或腋生；花被5裂；雄蕊8。瘦果卵形，具3棱，黑色。气微，味微苦、涩。经考证，头花蓼与赤胫散的作用区别较大，头花蓼功偏清热利湿，常用于尿路结石、膀胱炎等，应属误用，临床应注意区分。

二十八、陀螺三七（七叶一枝花）

【别　　名】金线重楼、蚤休、草河车、七叶莲、独脚莲、芋头三七、重楼、铁灯台。

【来　　源】为百合科重楼属植物七叶一枝花 *Paris polyphylla* Smith 的根状茎。

【采收加工】野生品夏秋季采挖；栽培品栽后3～5年秋末地上部枯萎后采挖，洗净晒干。

【植物形态】多年生草本，高约80 cm。根状茎棕褐色，横走，肥厚，结节明显，须根多。茎单一，直立，光滑，基部常带紫红色。叶轮生茎顶，通常为7枚，亦有五六片或八九片者，状如伞，其上生花1朵，故称"七叶一枝花"；叶片长椭圆形或椭圆状披针形，长7～15 cm，宽3～5 cm，全缘，主脉3条基出。花单生顶端，花梗青紫色或紫红色，萼片5～6，叶状；花瓣5～6，细线形，宽约1.5 mm；雄蕊金黄色；子房具棱。蒴果球形，黄褐色，种子鲜红色。

【药材性状】根茎类圆柱形，多平直，顶端及中部较膨大，末端渐细。表面淡黄棕色或黄棕色，具斜向环节，节间长 1.5～5 mm；上侧有半圆形或椭圆形凹陷的茎痕，直径 0.5～1.1 cm，略交错排列；下侧有稀疏的须根及少数残留的须根；膨大顶端具凹陷的茎残基，有的环节可见鳞叶。质坚实，易折断，断面平坦，粉质，少数部分角质，粉质者粉白色，角质者淡黄棕色，可见草酸钙针晶束亮点。气微，味苦。

【鉴别要点】粉末为白色或灰白色，显微镜下观察可见淀粉粒多，类圆形、长圆形或肾形；草酸钙针晶成束或散在；可见梯纹、网纹导管。

【生境分布】生于海拔 1 300 m 以上的潮湿而向阳的溪边及林下。恩施州各县（市）高山及二高山地区有分布，在各县（市）均大面积栽培，为恩施州主产的中药材之一。

【化学成分】主要含皂苷类化合物如薯蓣皂苷、薯蓣皂苷元、重楼皂苷 C、重楼皂苷 H、重楼皂苷 Ⅵ、偏诺皂苷等，脂肪酸类化合物如油酸、亚油酸、棕榈酸、硬脂酸、花生烯酸等；此外，还含有多酚类、微量元素等。

【作　　用】有赶热败毒、消肿止痛的作用；常用于治疗流行性乙型脑炎、胃痛、阑尾炎、淋巴结结核、扁桃体炎、腮腺炎、乳腺炎、毒蛇和毒虫咬伤、疮疡肿毒等。

【性　　味】性寒，味苦；有小毒。

【备　　注】①同属植物滇重楼 *Paris polyphylla* var. *yunnanensis* (Franch.) Hand. - Mzt. 在恩施部分地区也作为陀螺三七使用。滇重楼与本品的区别在于滇重楼叶基部近圆形；花瓣远比花萼为短，近顶端渐变宽，中部或中部以上宽 2～4 mm。②同属植物狭叶重楼 *Paris polyphylla* Smith var. *stenophylla* Franch. 在恩施部分地区也作为陀螺三七使用。狭叶重楼与本品的区别在于狭叶重楼的叶通常 10～22 枚，窄披针形，或长条形，宽 3～25 mm，无柄或具短柄；花药药隔突出部分长约 0.5 mm。③其同属植物短梗重楼 *Paris polyphylla* Smith var. *appendiculata* Hara 在恩施部分地区也作为陀螺三七使用，其与本品的区别在于叶 7～9 枚，广披针形或长椭圆形，无柄或有短柄；花梗较叶片短，花瓣宽 1～1.5 cm。④同属植物球药隔重楼 *Paris fargesii* Franch. 在恩施部分地区也作为陀螺三七使用。球药隔重楼与本品的区别在于球药隔重楼的叶有长柄，卵圆形，基部心形；花药药隔突出部分肥厚，肉质，球形或近球形；花瓣不及花萼之半。⑤同属植物具柄重楼 *Paris fargesii* var. *petiolata* (Baker ex C. H. Wright) Wang et Tang 在恩施部分地区也作为陀螺三七使用，具柄重楼与本品的区别在于具柄重楼的叶具长柄，叶片圆形至圆状卵圆形，基部常心形；花瓣等于或不及花萼之半。

二十九、王八七（鬼针草）

【别　　名】 鬼毒针、鬼谷针、针包草、一包针。

【来　　源】 为菊科鬼针属植物鬼针草 *Bidens pilosa* L. 的全草。

【采收加工】 在夏、秋季开花盛期，收割地上部分，拣去杂草，鲜用或晒干。

【植物形态】 一年生草本，高 50～100 cm。茎中部叶和下部叶对生，柄长 2～6 cm；叶片长 5～14 cm，二回羽状深裂，裂片再次羽状分裂，小裂片三角状或鞭状披针形，先端尖或渐尖，边缘具不规则细齿或钝齿，两面略有短毛；上部叶互生，羽状分裂。头状花序直径 8～9 mm；总花梗长 2～10 cm；总苞片条状椭圆形，先端尖或钝，被细短毛；舌状花黄色，通常有 1～3 朵不发育；筒状花黄色，两性，开花时长约 5 mm，裂片 5。瘦果条形，长 1～2 cm，宽约 1 mm，具 3～4 棱，有短毛；顶端冠毛芒状，3～4 枚，长 2～5 mm。花期 8—9 月，果期 9—11 月。

【药材性状】 茎略呈四棱形，幼茎有短柔毛，易折断，断面黄白色，不平整，中央有白色髓部。叶对生，多皱缩、破碎，常脱落，平展后为一回羽状复叶；小叶卵形或菱状卵形，边缘具均匀锯齿，两面被柔毛。头状花序干枯，黄色，具长梗。瘦果线形，易脱落，具 4 棱；顶端芒刺 3～4 枚，条形。残存花序托近圆形。气微，味淡。以色绿、叶多者为佳。

【鉴别要点】 茎横切面方形，可见表皮细胞 1 列，长方形，沿切向延长，有时可见少数非腺毛；皮层窄，由 5～6 列细胞组成，角隅处数列厚角组织；维管束大小不等，为外韧型，18～21 个环列；韧皮部外侧分布有韧皮纤维，多半月形，断续呈环状排列；木质部导管单个或 2 个并列径向排列；髓部发达，约为茎横切面的 2/3 以上，薄壁细胞向内逐渐增大，排列较疏松。叶横切面上表皮细胞 1 列，长方形，较大；下表皮细胞较小，类方形，表皮细胞上有非腺毛分布，5～11 个细胞；栅栏组织由 1 列短圆柱形细胞组成，海绵组织较发达，细胞形状类圆形或不规则形；主脉处维管束外韧型，木质部导管 3～4 个排列成行，韧皮部较小。粉末为黄绿色，显微镜下观察可见导管多为环纹和螺纹，少见孔纹和梯纹导管；非腺毛呈锥形，由 5～11 个细胞组成，叶下表皮气孔为不定式；纤维多成束，细胞为长梭形，末端尖，胞腔较窄，叶表皮细胞不规则形，大小不等。

【生境分布】 生长在温暖湿润的路边、林下等地。恩施州各县（市）均广泛分布。

【化学成分】 主要含黄酮类化合物如金丝桃苷、异奥卡宁-7-O-葡萄糖苷、奥卡宁、槲皮素及其糖苷等；此外，还含有三萜类、甾醇类及有机酸类化合物等。

【作　　用】有赶火败毒、赶风除湿、活血消肿的作用；常用于治疗咽喉肿痛、泄泻痢疾、黄疸、肠痈、疔疮肿毒、蛇虫咬伤、风湿痹痛、跌打损伤等。

【性　　味】性寒，味苦。

【备　　注】同属植物小花鬼针草 *Bidens parviflora* Willd. 的全草在恩施地区也作为王八七使用。小花鬼针草与本品的区别在于叶对生；叶柄背面微凸或扁平，腹面有沟槽，槽内及缘有疏柔毛；叶片二至三回羽状分裂，第1次分裂深达中肋，裂片再次羽状分裂，小裂片具1～2个粗齿或再作第三回羽裂，最后一次裂片线形或线状披针形，先端锐尖，边缘稍向上反卷，上面被短柔毛，下面无毛或沿叶脉被稀疏柔毛，上部叶互生，二回或一回羽状分裂；头状花序单生，具长梗；总苞筒状，基部被柔毛，外层苞片4～5枚，线状披针形，边缘被疏柔毛，内层苞片常仅1枚，托片状；托片边缘透明；无舌状花；盘花两性，6～12朵，花冠筒状，冠檐4齿裂。其作用上偏于清热解毒、利尿、活血，常用于治疗感冒发热、咽喉肿痛、肠炎腹泻、小便涩痛、风湿痹痛、跌打瘀肿、痈疽疮疖、毒蛇咬伤。

三十、雄黄七（何首乌）

【别　　名】首乌、铁秤砣。

【来　　源】为蓼科何首乌属植物何首乌 *Fallopia multiflora*（Thunb.）Harald. 的块根。

【采收加工】秋、冬两季叶枯萎时采挖，削去两端，洗净，个大的切成块，干燥。

【植物形态】多年生缠绕草本。根细长，末端成肥大的块根，外表红褐色至暗褐色。茎基部略呈木质，中空。叶互生，具长柄；叶片狭卵形或心形，长4～8 cm，宽2.5～5 cm，先端渐尖，基部心形或箭形，全缘或微带波状，上面深绿色，下面浅绿色，两面均光滑无毛。托叶膜质，鞘状，褐色，抱茎，长5～7 mm。花小，直径约2 mm，多数，密聚成大形圆锥花序；小花梗具节，基部具膜质苞片；花被绿白色，花瓣状，5裂，裂片倒卵形，大小不等，外面3片的背部有翅；雄蕊8，比花被短；雌蕊1，子房三角形，花柱短，柱头3裂，头状。瘦果椭圆形，有3棱，长2～3.5 mm，黑色光亮，外包宿存花被，花被成明显的3翅，成熟时褐色。花期10月，果期11月。

【药材性状】呈团块状或不规则纺锤形，长6～15 cm，直径4～12 cm。表面红棕色或红褐色，皱缩不平，有浅沟，并有横长皮孔及细根痕。体重，质坚实，不易折断，断面浅黄棕色或浅红棕色，显粉性，皮部有 4～11 个类圆形异型维管束环列，形成云锦状花纹，中央木部较大，有的呈木心。气微，味微苦而甘涩。

【鉴别要点】横切面可见木栓层为数列细胞，充满棕色物。韧皮部较宽，散有类圆形异型维管束 4～11 个，为外韧型，导管稀少；中央形成层成环；木质部导管较少，周围有管胞及少数木纤维；薄壁细胞含草酸钙簇晶及淀粉粒。粉末为黄棕色，显微镜下观察可见淀粉粒单粒类圆形，脐点"人"字形、星形或三叉形，大粒者隐约可见层纹；复粒由 2～9 分粒组成；草酸钙簇晶散在，偶见簇晶与较大的方形结晶合生；棕色细胞类圆形或椭圆形，壁稍厚，胞腔内充满淡黄棕色、棕色或红棕色物质，并含淀粉粒；具缘纹孔导管和棕色块散在。

【生境分布】生长于草坡、路边、山坡石隙及灌木丛中。恩施州各县（市）均有分布。

【化学成分】主要含二苯乙烯苷类化合物如白藜芦醇、白藜芦醇-$4'$-O-β-D-葡萄糖苷等，蒽醌类化合物如大黄酚、大黄素、大黄酸、痕量的大黄素甲醚和大黄酚蒽酮等；此外，还含有黄酮类化合物、磷脂与苯丙素类化合物等。

【作　用】有赶风、补肝、益肾、养血的作用；常用于治疗肝肾阴亏、发须早白、血虚头晕、腰膝软弱、筋骨酸痛、遗精、崩带、久疟、久痢、慢性肝炎、痈肿、瘰疬、肠风、痔疾。其制品可补肝肾、益精血、乌须发、壮筋骨；常用于治疗眩晕耳鸣、须发早白、腰膝酸软、肢体麻木、神经衰弱、高脂血症。

【性　味】性微温，味苦、微甘、涩。

三十一、血三七（菊三七）

【别　名】土三七、紫背三七、散血草、三七草、血当归。

【来　源】为菊科菊三七属植物菊三七 *Gynura japonica*（Thunb.）Juel. 的根或全草。

【采收加工】7—8 月生长旺盛时采收，或随采鲜用。

【植物形态】多年生草本，高 1 m 左右。根肉质肥大或成块状，土褐色，具疣状突起及须根。茎直立，多分枝，嫩枝常带紫红色，有纵棱，无毛或稍具细毛。基生叶簇生，匙形，全缘，有锯齿或羽状分裂；茎生叶互生，长椭圆形，羽状分裂，裂片宽披针形至窄卵形，裂片边缘再浅裂或有锯齿，上面绿色，下面紫红色，托叶 2 枚。头状花序多数，顶生，排列成圆锥花序；总苞片 2 层，边缘膜质；花全为管状花；花冠橙黄色，5 裂；雄蕊 5 枚，聚药；子房下位，柱头 2 裂。瘦果狭圆柱形，被毛，冠毛白色，柔软。花果期 8—10 月。

【药材性状】根茎呈拳形块状，长 3～6 cm，直径约 3 cm，表面棕灰色或棕黄色，鲜品常带淡紫红色，全体多具瘤状突起，突起物顶端常有茎基或芽痕，下面有细根或细根痕。质坚实，断面灰黄色，鲜品白色。气无，味淡而后微苦。

【鉴别要点】镜下显示横切面韧皮部有分泌道，根茎的中心部位有髓部，细胞中无草酸钙结晶，无淀粉粒，可见少量菊糖结晶体。维管束外韧型有同心放射状的 2～3 轮环列。

【生境分布】生于低山、路旁、草地上、林下。恩施州各地均有分布，现多为栽培。

【化学成分】含生物碱如千里光宁、菊三七碱甲、菊三七碱乙，还含有机酸、鞣质等；地上部分还有甘露醇、琥珀酸、芦丁、5-甲基脲嘧啶、腺嘌呤、吡咯啶类生物碱和氯化铵等。

【作　　用】有散瘀止血、解毒消肿作用。用于治疗吐血、衄血、尿血、便血、功能性子宫出血、产后瘀血腹痛、大骨节病；外用治跌打损伤、痈疖疮疡、蛇咬伤、外伤出血。

【性　　味】性热，味微苦、涩。

【备　　注】孕妇慎服。

三十二、岩窝七（大叶金腰）

【别　　名】猪耳朵、大虎耳草、马耳朵草。

【来　　源】为虎耳草科植物大叶金腰 *Chrysosplenium macrophyllum* Oliv. 的全草。

【采收加工】春、夏采收，晒干或鲜用。

【植物形态】多年生草本，高 8～16 cm。有伸长的匍匐茎和发达的棕色须根。茎肉质多汁，紫红色，疏生有棕色柔毛或近无毛。基生叶数枚；叶柄长 0.8～1 cm，具褐色柔毛；叶片革质，倒卵状匙形，长 3～20 cm，宽 2～11 cm，先端钝圆，基部渐狭成柄，近全缘或有波状齿，上面深绿色，有棕色毛；茎生叶小，匙形。不育枝长达 45 cm；叶互生，匙形，顶部的叶稍密集。花茎自基生叶间抽出，茎生叶通常 1 枚。多歧聚伞花序顶生；苞片卵形或阔卵形，长 0.5～1.7 cm；花两性，单花被；萼片 4，白色或淡黄色，花后变绿色，直立，卵形；雄蕊 8，长 6～8 mm，较萼片长；雌蕊心皮 2，子房半下位，与萼筒相结合。蒴果水平开展，中央凹入，喙各具 1 针状毛。种子卵形，微小，有乳头状突起，暗紫褐色。花期 3—4 月，果期 5—6 月。

【药材性状】根茎长圆柱形，长短不一，直径约 3 mm；表面淡棕褐色，具纵皱纹，被纤维状毛，节上有黄棕色膜质鳞片及多数不定根。不育枝细长，叶互生，茎圆柱形，疏生褐色长柔毛；通常具 1 叶片，叶多皱缩卷曲，展开后叶片多呈倒卵形或宽倒卵形，上表面灰绿色或绿褐色，疏被刺状柔毛，下表面棕色；叶柄较长，有棕色柔毛。有时可见聚伞花序，花序分枝疏生褐色柔毛或近无毛；苞片卵形或狭卵形，萼片黄绿色，卵形。或已结果。气微，味淡、微涩。

【生境分布】生于海拔 1 000～2 200 m 的林下或沟旁阴湿处。恩施州恩施市新塘、太山庙、石窑一带分布较广泛。

【化学成分】所含化合物主要为棕榈酸、烷烃类、肉豆蔻酸、叶绿醇、黄酮类化合物、槲皮素、芦丁等。

【性　　味】性寒，味苦、涩。

【作　　用】有赶火败毒、生肌敛疮、平肝熄风的作用；常用于治疗水火烫伤、热毒痈疮、小儿惊风等。

三十三、阳荷七（蘘荷）

【别　　名】阳藿、羊藿姜、土里开花、盐藿、岩藿、阳荷。

【来　　源】为姜科姜属植物蘘荷 *Zingiber mioga* （Thunb.）Rosc. 的根茎。

【采收加工】夏秋季采收，鲜用或切片晒干。

【植物形态】多年生草本，高 60～90 cm。根茎肥厚，圆柱形，淡黄色，根粗壮，多数。叶 2 列互生，狭椭圆形或椭圆状披针形，长 25～35 cm，宽 3～6 cm，先端尖，基部渐狭，或短柄状；上面无毛，下面疏生细长毛，或近无毛；中脉粗壮，侧脉羽状，近平行；具叶鞘，抱茎，叶舌 2 裂，长 1 cm。穗状花序自根茎生出，有柄，长 6～9 cm，鳞片覆瓦状排列，卵状椭圆形，外部苞片椭圆形，内部披针形，膜质；花大，淡黄色或白色；花萼管状，长 2.5～3 cm，筐形分裂；花冠管状，裂片披针形，唇瓣倒卵形，基部左右各有 1 小裂片；雄蕊 1，药室向外伸延成一长喙；退化雄蕊 2；子房下位。蒴果卵形，成熟时开裂，果皮内面鲜红色；种子黑色或暗褐色，被有白色或灰褐色假种皮。花期夏季。

【药材性状】根茎呈不规则长条形，呈结节状，弯曲，长 6.5～11 cm，直径约 1 cm。表面灰棕黄色，有纵皱纹，上端有多个膨大凹陷的圆盘状茎痕。

顶端有叶鞘残基。周围密布细长圆柱形须根，直径1～3 mm，有深纵皱纹和淡棕色绒毛；质柔韧，不易折断，折断面黄白色，中心有淡黄色细木心。气香，味淡微辛。

【生境分布】现在恩施州各县（市）均广泛栽培。

【化学成分】主要含挥发性成分，如α-蒎烯和β-蒎烯、β-水芹烯等。

【性　　味】性温，味辣。

【作　　用】有败毒消肿、祛痰止咳、活血调经的作用；常用于治疗痈疽肿毒、瘰疬、咳嗽气喘、跌打损伤、月经不调、痛经等。

三十四、野牛七（透骨草）

【别　　名】药曲草、粘人裙、接生草、毒蛆草、倒刺草、蝇毒草。

【来　　源】为透骨草科透骨草属植物透骨草 *Phryma leptostachya* L. subsp. *asiatica*（Hara）Kitamura 的全草。

【采收加工】将采集的全草经除去杂质、漂洗、晒干、切断。

【植物形态】多年生草本，高30～80 cm。茎直立，四棱形，不分枝或于上部有带花序的分枝，分枝叉开，绿色或淡紫色，遍布倒生短柔毛或于茎上部有开展的短柔毛，少数近无毛。叶对生；叶片卵状长圆形、卵状披针形、卵状椭圆形至卵状三角形或宽卵形，草质。穗状花序生茎顶及侧枝顶端，被微柔毛或短柔毛；花冠漏斗状筒形，长6.5～7.5 mm，蓝紫色、淡红色至白色，外面无毛，内面于筒部远轴面被短柔毛。瘦果狭椭圆形，包藏于棒状宿存花萼内，反折并贴近花序轴。种子1，基生，种皮薄膜质，与果皮合生。花期6—10月，果期8—12月。

【生境分布】主要分布于海拔600～1 800 m的林下或阴湿山谷。在恩施州各县（市）均广泛分布。

【化学成分】含透骨草素及透骨草醇乙酸酯等。

【作　　用】有祛风除湿、活血化瘀、解毒透疹、通经透骨的作用；主要用于治疗跌打损伤、风湿痹痛，外用治毒疮、湿疹、疥疮。

【性　　味】甘、辛，温；有小毒。

三十五、银针七（针菌菜）

【别　　名】长圆叶水苏、水茴香、野油麻。

【来　　源】为唇形科水苏属植物针菌菜 *Stachys oblongifolia* Benth. 的全草。

【采收加工】夏秋季采收，洗净，鲜用或晒干。

【植物形态】多年生草本。具横走根状茎，茎高 0.5～1 m，在棱及节上有长柔毛。叶对生；叶柄长约 2 mm，或近无柄；叶片长圆状披针形，长 3～7 cm，宽 1～2 cm，先端微急尖，基部浅心形，边缘为圆齿状锯齿，上面疏被柔毛，下面密被柔毛状绒毛，沿脉上被长柔毛。轮伞花序通常 6 花，下部者远离，上部者密集排列成长 5～8 cm，假穗状花序；小苞片条形，具微柔毛；花萼钟状，连齿长 7 mm，外被具腺绒毛，沿脉疏生长柔毛，10 脉，齿 5，三角状披针形，具刺尖头；花冠粉红色或粉红色紫色，长约 1.3 cm，筒内面在喉部具微柔毛，毛环不显或缺，上唇直立，下唇 3 裂，中裂片肾形，侧裂片卵圆形；雄蕊 4，前对较长；花盘平顶，波状。小坚果卵球形。花期 5—6 月，果期 6—7 月。

【药材性状】茎黄棕色，四棱形，有分枝，有膨大的节，棱及节上均有长柔毛；叶多脱落或皱缩成卷曲状，灰棕色，密被绒毛；偶见假穗状花序，花冠筒状唇形，多干缩；卵球形坚果少见。揉之有清香气，味微苦、辛。

【生境分布】主要生长于河岸、溪边、草丛及山野路边。恩施州各县（市）均广泛分布。

【化学成分】主要含挥发油类成分和生物碱。

【性　　味】性温，味麻辣、微甘。

【作　　用】有补中益气、活血止血的作用；常用于治疗外伤出血、久泻久痢、气虚乏力、病后体虚等。

【备　　注】①同科绣球防风属植物白绒草 *Leucas mollissima* Wall. 在恩施部分地区也作为银针七使用。白绒草茎呈方柱形，有分枝，有绒毛状长柔毛。叶对生，多皱缩或破碎，完整叶片展开后呈卵形，长 1.5～4 cm，边缘具锯齿，两面密被短绒毛。轮伞花序，有苞片较少，条形；花萼筒状，外表面密被柔毛，花冠筒状唇形，多干缩。小坚果卵状三棱形。其性平，味苦、微辛，功偏清热解毒、明目，常用于治疗热咳嗽、胸痛、咽喉肿痛、目赤青盲等。经考证，应系误用，临床用药应注意区分。②同属植物毛水苏 *Stachys baicalensis* Fisch. ex Benth. 在恩施部分地区也作为银针七使用。毛水苏茎四棱形，表面黄绿色至绿褐色；较粗糙，棱及节上疏生倒向柔毛状刚毛。叶对生，叶柄长 1～5 mm，叶展平后呈短矩圆状披针形，边缘锯齿明显。花通常 6 朵排列成轮伞花序，着生于茎枝上部叶腋内。花萼钟形，具 5 齿，齿端锐尖，表面具腺毛。小坚果卵圆状三棱形，墨色，较光滑。气微，味淡。其作用偏于清热解毒、止咳利咽、止血消肿，常用于治疗感冒、痧症、肺痿、肺痈、头风目眩、口臭、咽痛、痢疾。

三十六、珍珠七（沼兰）

【别　　名】算盘七、羊耳草、百合兰。

【来　　源】为兰科沼兰属植物沼兰 *Malaxis monophyllos*（L.）Sw. 的带根全草。

【采收加工】夏秋季采挖，洗净，晒干或鲜用。

【植物形态】多年生草本，全株无毛。假鳞茎卵球形，外被干膜质的白色鞘，下部具多数须根，如蒜头状，长 6～12 mm。基生叶 2 片，基部抱合而近对生；叶片狭卵形或卵状椭圆形，长 7～13 cm，宽 4～6 cm，基部渐狭，先端钝尖头，下延成鞘状抱茎。花葶由 2 叶间抽出，高 20～40 cm；总状花序具数朵及 10 余朵花，疏生，花序轴具翅；苞片膜质，鳞片状，钝头，长 1～1.5 mm；萼片长卵状披针形，长 8～9 mm，先端稍钝；花淡绿色，花瓣线形，与萼片等长，唇瓣较大，倒卵形，长 8～13 mm，不分裂，平坦，中部稍缢缩，其余花被片均较狭窄；蕊柱稍弓曲，先端翅钝圆，基部膨大鼓出；子房细长，基部渐狭缩成柄，扭转，柱头长 2.5 mm。蒴果长倒卵状披针形，长达1.2 cm，果梗长约 1 mm。

【药材性状】多数药材干燥后无明显须根系，具有黄绿色假鳞茎，卵形，被白色薄膜质鞘；质硬，不易破碎，嚼之粘牙，断面黄白色。叶 2 枚，表面绿色或淡黄绿色，光滑无绒毛，质脆易折断。气清香，味微苦。

【鉴别要点】粉末为黄白色，显微镜下观察可见不等式和直轴式气孔，副卫细胞 3～5 个，比保卫细胞大；非腺毛短而微弯、壁厚，有微小疣状凸起，顶端微钝；有梯纹、螺纹、环纹和网纹导管；纤维成束或散在；薄壁细胞较多，呈长方形或多角形，胞腔内可见内含物；草酸钙针晶成束或散在。

【生境分布】生长于海拔 1 200 m 以上的林下、灌木丛和溪沟边。恩施州各县（市）均有分布，其中恩施市新塘乡和红土乡、建始县龙坪乡野生分布较广泛。

【化学成分】主要含生物碱；挥发性成分主要含顺丁烯二酐、3,4 -二甲苯胺、2,3 -二氢-苯并呋喃、5,6,7,8 -四氢氮茚、5 -甲基-2 -呋喃甲醛、肉豆蔻酸、棕榈酸等。

【性　　味】性平，味甘、微酸。

【作　　用】有活血止血、消肿止痛的作用；常用于治疗崩漏、产后腹痛、白带过多、咽喉肿痛、跌打损伤、烧烫伤等。

【备　　注】①同属植物大花羊耳蒜 *Liparis distans* C. B. Clarke 在恩施部分地区也作为珍珠七使用。大花羊耳蒜根多数、密集，呈细长圆柱形，棕黑色；根茎为圆柱形，假鳞茎密集着生，呈卵状圆柱形，具3～5节，中上部节上常具灰白色膜质叶鞘或密集的丝状纤维；顶端生叶2枚，为倒披针形，顶端渐尖，基部收缩成柄，有关节，具3条明显叶脉。大花羊耳蒜为国家二级重点保护野生植物，目前多未作药用。②同属植物见血青 *Liparis nervosa* (Thunb.) Lindl. 在恩施部分地区也作为珍珠七使用。见血青根状茎发达，褐色，横卧，其上着生细长的根数条；假鳞茎数枚，短，呈肉质，基部稍厚，表面有节。叶2～3枚，薄，卵形至矩圆形，先端渐尖，全缘，基部成鞘状抱茎；质柔韧，不易折断，断面不平整。气微，味极苦。其作用偏于清热解毒、凉血止血，常用于治疗咯血、吐血、肠风便血、血崩、小儿惊风等，临床使用时应注意区分。

图书在版编目（CIP）数据

恩施州土家族药用植物研究 / 涂星，文德鉴，罗骞
编著 . —北京：中国农业出版社，2022.6
ISBN 978 - 7 - 109 - 29525 - 4

Ⅰ.①恩… Ⅱ.①涂… ②文… ③罗… Ⅲ.①土家族
－药用植物－研究－恩施土家族苗族自治州 Ⅳ.
①R297.308

中国版本图书馆 CIP 数据核字（2022）第 095630 号

中国农业出版社出版
地址：北京市朝阳区麦子店街 18 号楼
邮编：100125
策划编辑：姜爱桃
责任编辑：李 夷 文字编辑：张田萌
责任校对：吴丽婷
印刷：北京科印技术咨询服务有限公司
版次：2022 年 6 月第 1 版
印次：2022 年 6 月北京第 1 次印刷
发行：新华书店北京发行所
开本：700mm×1000mm 1/16
印张：9 插页：4
字数：200 千字
定价：68.00 元